AF566064

Irene Lauretti

Mit der Kraft deiner Hände

Irene Lauretti

MIT DER KRAFT DEINER HÄNDE

Energieheilgriffe für schnelles Wohlbefinden

SILBERSCHNUR VERLAG

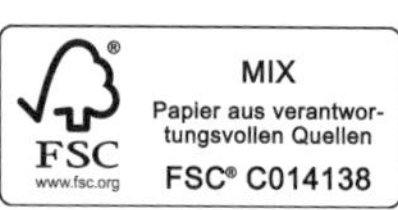

ISBN: 978-3-89845-499-5
1. Auflage 2016 3. Auflage 2017
2. Auflage 2016 4. Auflage 2021

Fotos: Simone Fischer-Trefzer Photography
Gestaltung & Satz: XPresentation, Güllesheim
Umschlaggestaltung: XPresentation, Güllesheim
Druck: Finidr, s.r.o. Cesky Tesin

Verlag »Die Silberschnur« GmbH · Steinstr. 1 · 56593 Güllesheim
www.silberschnur.de · E-Mail: info@silberschnur.de

Ich widme dieses Buch meiner Mutter,
der die in diesem Büchlein vorgestellten
Energieheilübungen mehrfach
das Leben retteten!

HINWEIS

Die Ratschläge, Anwendungen und Übungen in diesem Buch sind nach bestem Wissen und Gewissen zusammengestellt und wurden von der Autorin sorgfältig recherchiert und in der Praxis erprobt. Dennoch können nur Sie selbst entscheiden, ob und inwieweit Sie diese Vorschläge umsetzen. Die Angaben dieses Buches sind weder ein Ersatz für Medikamente noch für ärztliche oder therapeutische Behandlungen.

Weder Autorin noch Verlag übernehmen für eventuelle Nachteile oder Schäden, die aus den im Buch gegebenen Hinweisen resultieren, indirekte oder direkte Gewährleistungen.

Demzufolge können und sollen die Inhalte dieses Buches keinen Arztbesuch ersetzen und stellen keine Anleitung zur Selbstdiagnose dar. Empfehlungen hinsichtlich Diagnoseverfahren, Therapieformen oder Ähnlichem werden nicht gegeben. Autorin und Verlag übernehmen somit keinerlei Haftung.

Inhaltsverzeichnis

Einleitung

Gehören Sie zu den Menschen, die oft gestresst sind, kaum Zeit für ausreichend Bewegung finden und dennoch gerne fit, ausgeglichen und natürlich schön sein möchten? Würden Sie gerne eine kinderleichte, aber hocheffiziente Selbsthilfemethode kennenlernen, die Ihnen nicht nur teure Wellnessbehandlungen ersparen kann, sondern Sie zu jedem Zeitpunkt und in jedem Bereich Ihres Lebens in wenigen Minuten Ihr Bestes geben lässt?

Dann haben Sie mit diesem Büchlein mit seinen wirkungsvollen, aber leicht und schnell auszuführenden Energie-Selbsthilfegriffen genau die richtige Wahl getroffen.

Alles, was Sie für dieses einzigartige Wellnessprogramm im Sitzen benötigen, sind Ihre Finger und Hände. Durch sanftes Halten bestimmter Finger und/oder Berühren bestimmter Energiepunkte am Körper erreichen Sie jeden Bereich Ihres Seins, können gezielt Beschwerden lösen und bequem und ohne sich dafür bewegen zu müssen Ihre Energiereserven wieder auffüllen! Als solches eignen sich die in diesem Büchlein vorgestellten Energieheilgriffe perfekt für kurze und längere Pausen im Büro, für die Zeit im Bus, in der Bahn, im Flugzeug, für zu Hause vor dem Fernseher oder für die Entspannung in der Natur.

Wichtig:
Da jeder der Energieheilgriffe *stets* dazu beiträgt, Körper, Geist und Seele als Ganzes zu harmonisieren, verhilft jeder einzelne Energieheilgriff zu umfassendem Wohlbefinden.

Mit anderen Worten, egal welche der einfach auszuführenden Energieheilgriffe Sie wählen, Sie können nichts falsch machen. Die meisten Energieheilgriffe können und sollten auf der linken und rechten Seite des Körpers angewandt werden, jedoch ist eine beidseitige Anwendung nicht unbedingt erforderlich, da die Wirkung generell ganzheitlich ist.

Mit der Kraft deiner Hände ist in erster Linie für die Selbsthilfe gedacht, Sie können die Energieheilgriffe jedoch nach Wunsch auch bei anderen Personen, beispielsweise bei Ihrem Partner oder Ihren Kindern, anwenden.

Warum verbessern die Energieheilgriffe Ihr Wohlbefinden?

Bereits im Altertum war den Menschen bewusst, dass die Voraussetzung für einen gesunden Körper und ein ausgeglichenes Gemüt der freie Fluss der Lebensenergie ist. Auf diesem Wissen basiert die japanische Heilkunst Jin Shin Jyutsu®, welche die Grundlage für die folgenden Energieheilgriffe bildet.

Durch das Halten einzelner Finger und/oder bestimmter Körperstellen können Sie Ihre Lebensenergie, die auf bestimmten Energiebahnen durch den Körper fließt, harmonisieren. Diese Energiebahnen beginnen und enden in Ihren Fingern und kreuzen sich an bestimmten Punkten in Ihrem

Körper. Wenn Sie einzelne Finger halten und/oder bestimmte Körperstellen berühren, lösen sich Energieblockaden, so dass die Lebensenergie wieder frei und harmonisch fließen kann. Die angegebenen Selbsthilfegriffe können jederzeit und so lange Sie es wünschen angewendet werden. Sie wirken nicht gegen Medikamente oder sonstige Therapien, sondern unterstützen diese vielmehr, da sie den Körper kräftigen und die Selbstheilungskräfte mobilisieren. Da jeder Energieheilgriff zahlreiche Funktionen im Körper harmonisiert, finden Sie dieselbe Fingerstellung oft in mehreren Programmen bzw. für die Harmonisierung unterschiedlicher Beschwerden. Sie sollten auch wissen, dass häufiges Anwenden der Energieheilgriffe deren Wirkung verstärkt, so dass Ihre Vitalität und Fitness umso mehr zunimmt, je öfter und länger Sie die Energieheilgriffe anwenden!

Wie nutze ich dieses Büchlein?

- Wählen Sie das Programm, welches Ihren Bedürfnissen am meisten entspricht. Zum Beispiel: Wenn Sie unter Ängsten oder Panikattacken jeglicher Art leiden, dann wählen Sie das Programm »Keine Angst« auf Seite 19 ff.

- Die meisten Programme bestehen aus zwei Energieheilgriffen (A, B). Es genügt, einen davon anzuwenden, vielleicht möchten Sie aber auch den oder die anderen Energieheilgriffe des Programms ausprobieren, um die für Sie wirkungsvollste Übung herauszufinden.

- Folgen Sie einfach den Anweisungen für die einzelnen Energieheilgriffe und überprüfen Sie Ihre Fingerstellung mit dem entsprechenden Bild. Sie brauchen sich nicht auszuziehen – legen Sie einfach sanft Ihre Hand und/oder die Finger wie angegeben über der Kleidung auf. Verbleiben Sie (sofern nicht anders angegeben) mindestens 10 Minuten in der jeweiligen Position, um eine optimale Wirkung zu erzielen.
  Sie können die Energieheilgriffe jederzeit und so lange anwenden, wie Sie es wünschen.
  Je länger und öfter Sie die Griffe anwenden, desto tiefgreifender ist die Wirkung, desto

vitaler fühlen Sie sich! Wenn Sie die Energieheilgriffe bei anderen Personen anwenden, reichen normalerweise 10 Minuten.

- Die meisten Energieheilgriffe können auf der rechten und linken Körperseite angewandt werden. Für bestmögliche Ergebnisse sollten sie beidseitig angewandt werden, wobei die Wirkung der Energieheilgriffe generell übergreifend wirkt, d. h. wenn Sie einen linken Energieheilgriff nutzen bzw. Finger halten, wird auch Ihre rechte Körperseite davon profitieren.

Entspannen Sie, während Sie die Energieheilgriffe anwenden. Atmen Sie bewusst ein und aus und lassen Sie die Schultern fallen. Sie müssen nicht schweigen, aber Sie verstärken die Wirkung der Energieheilgriffe, wenn Sie für diese wenigen Minuten bewusst abschalten. Die Energieheilgriffe verstärken die Intuition. Achten Sie daher auf eventuelle Eingebungen und meditieren Sie über folgendes Zitat:

»Wahres Tun ist Sein.«

Laotse

Vollkommene Entspannung

Diese beiden einfachen, aber sehr kraftvollen Energieheilgriffe helfen Ihnen, den Alltag hinter sich zu lassen und zu entspannen. Gleichzeitig werden Sie mit frischer Energie versorgt, so dass Sie sich wie neugeboren fühlen.

Die beiden Griffe »nabeln« uns im wahrsten Sinne des Wortes an die Quelle an und sind besonders geeignet zum »Ankommen«; wenn Sie z. B. den Tag im Büro beginnen oder diesen beenden und sich im Bus oder in der Bahn (oder dem Flugzeug) auf dem Nachhauseweg befinden oder wenn Sie nach einem anstrengenden Arbeitstag nach Hause gekommen sind, dann sind diese beiden Übungen genau das Richtige für Sie!

Lehnen Sie sich zurück, entspannen Sie sich und lassen Sie den Atem frei fließen. Lassen Sie Sorgen und Nöte beim Ausatmen los und empfangen Sie den reinen Lebensatem beim Einatmen.

(A) Kreuzen Sie Ihre Arme über der Brust und legen Sie Ihre Finger auf den äußeren Rand der Schulterblätter unter den Achselhöhlen. Sie geben sich sozusagen selbst eine große Umarmung. Atmen Sie bewusst 36 Atemzüge, wobei Sie jeweils beim Ausatmen zählen.

Und/oder

(B) Legen Sie einfach die Fingerspitzen der linken Hand auf die Mitte der rechten Handfläche und die Fingerspitzen der rechten Hand auf die Mitte der linken Handfläche. Sie können beide Handflächen gleichzeitig halten oder nacheinander, so wie es für Sie am bequemsten ist.

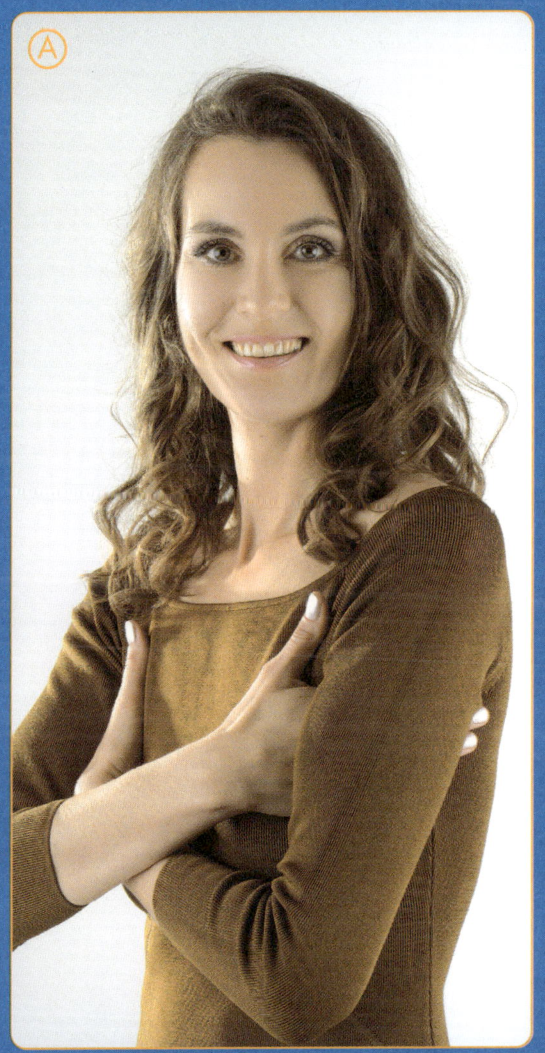
A

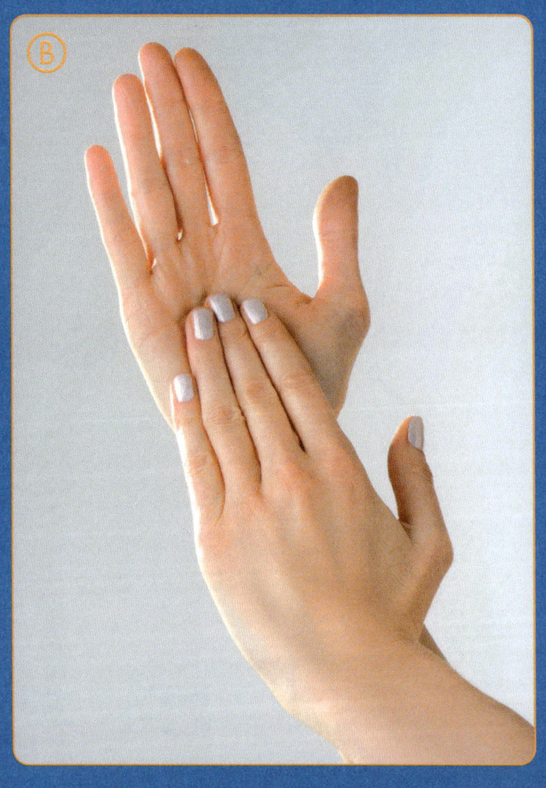
B

Keine Angst

Angst ist die Volkskrankheit Nummer eins und die wahre Wurzel fast aller seelischen und körperlichen Beschwerden. Es gibt wohl kaum jemanden, der nicht gelegentlich unter Ängsten oder Panikattacken leidet und dem gewisse Ereignisse nicht »die Kehle zuschnüren«.
Das muss jedoch nicht sein. Die beiden folgenden Energieheilgriffe verhelfen Ihnen zu innerer Ruhe und Gelassenheit und lassen Sie Ihre Ängste schnell vergessen!

(A) Umschließen Sie den Zeigefinger der einen Hand mit den Fingern der anderen Hand. Sie brauchen nicht fest zu drücken, legen Sie die Finger nur leicht um den Zeigefinger und spüren Sie, wie sich Ihre Angst auflöst.

Und/oder

(B) Kreuzen Sie die Arme vor der Brust, legen Sie die Finger der linken Hand unter Ihr rechtes Schlüsselbein und die Finger der rechten Hand unter Ihr linkes Schlüsselbein, und zwar jeweils in der Mitte.

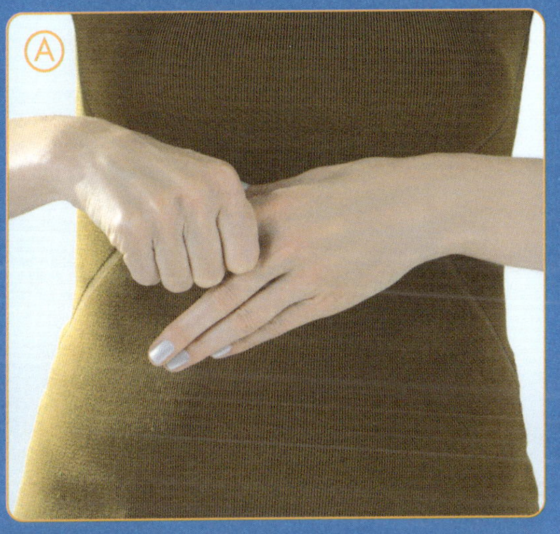
A

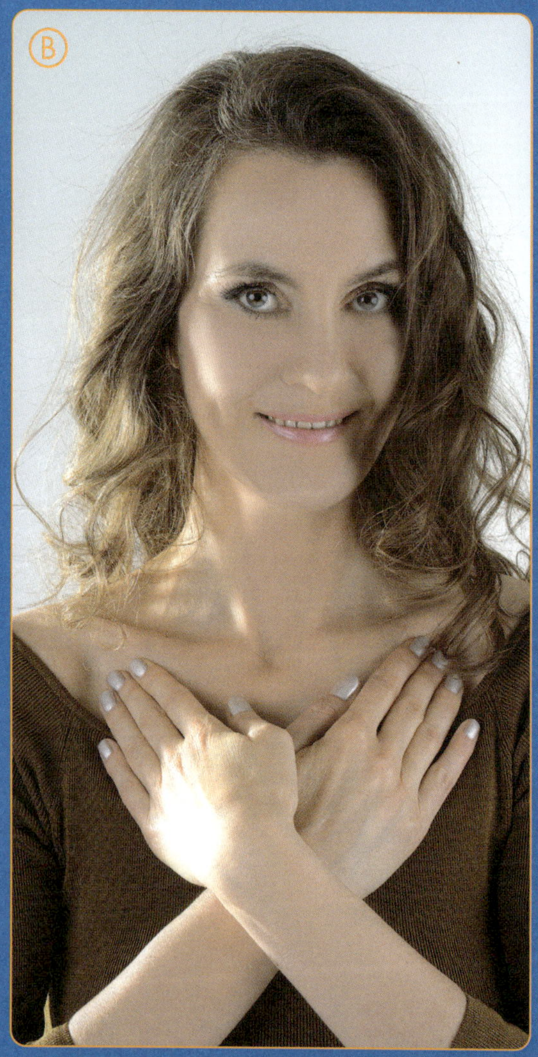
B

Körper, Geist und Seele in vollkommener Harmonie

Wussten Sie, dass das Halten eines einzigen Fingers 14.400 Körperfunktionen harmonisiert und reguliert?

Dies ist der Grund, warum das einfache Halten von Fingern Körper, Geist und Seele zu vollständiger Harmonie verhilft und sämtliche Körperfunktionen aktiviert! Jeder Finger harmonisiert eine bestimmte Emotion und aktiviert zwei bestimmte Organe mit den entsprechenden Funktionen. So nimmt der Daumen die Sorgen, der Zeigefinger löst Ängste, der Mittelfinger harmonisiert Wut, der Ringfinger Trauer und der kleine Finger Verstellung. Ausführlichere Infos zu den emotionalen und organischen Zuordnungen zu Hand und Fingern und deren Bezug zum Kosmos finden Sie in den beiden anderen deutschsprachigen Werken der Autorin Irene Lauretti: »Der Mond und der kosmische Code der Schöpfung«, ISBN 978-3-000433122, verlegt im Eigenverlag, sowie »Gesundheit in deiner Hand. Der besondere Mondkalender«, erschienen beim Verlag »Die Silberschnur«.

Halten Sie jeden Finger mindestens 5 bis 10 Minuten, indem Sie ihn jeweils mit den Fingern der anderen Hand umfassen. Sie brauchen nicht fest zu drücken, halten Sie die Finger ganz leicht, entspannen Sie sich und spüren Sie, wie frische Energie Ihren Körper durchströmt. Halten Sie entweder nur einen Finger oder alle Finger nacheinander. Wenn Sie alle Finger halten möchten, um damit alle Emotionen zu harmonisieren, dann beginnen Sie am besten mit dem Daumen (Sorgen) oder dem Zeigefinger, welcher Ängste löst.

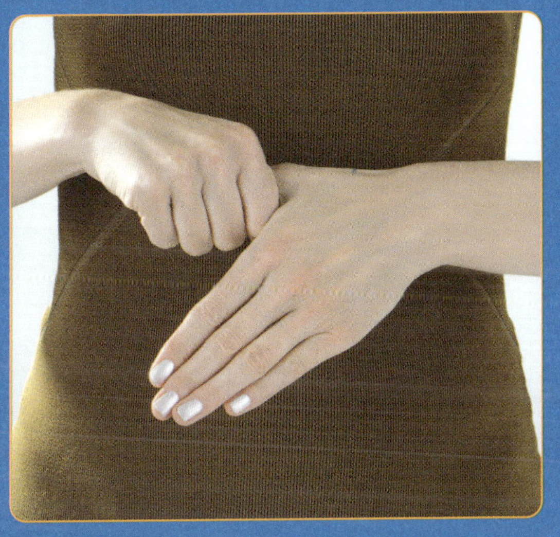

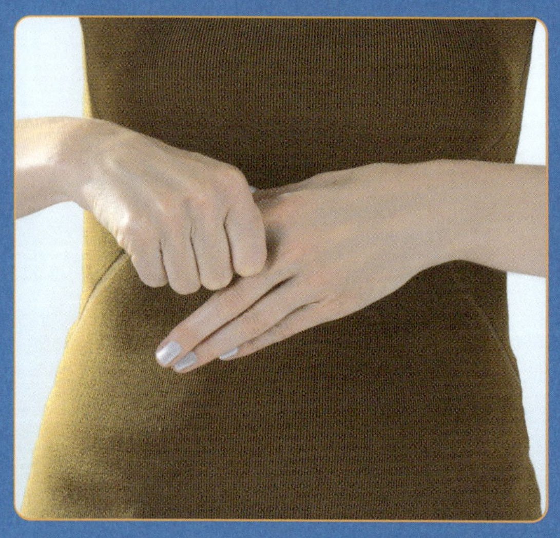

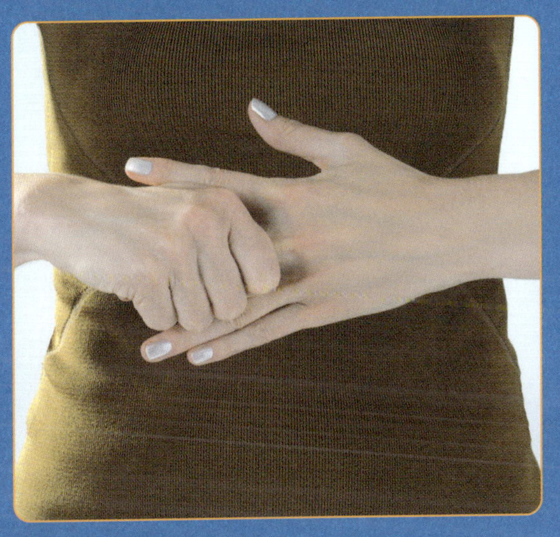

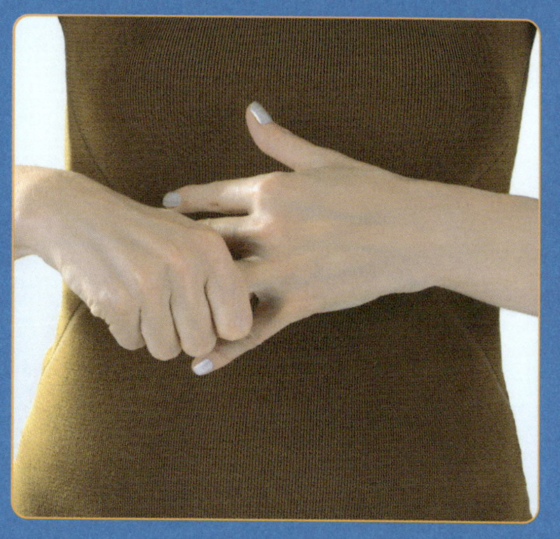

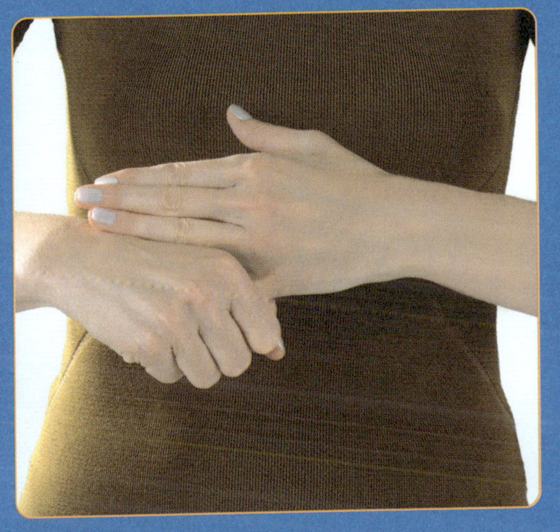

Jogging im Sitzen

Haben auch Sie sich schon oft gewünscht, die wohltuenden Effekte des Joggings ohne Anstrengung erfahren zu können? Wünschen Sie sich einen Griff, der Ihnen sozusagen durch »Stillsitzen« zur Ihrer Traumfigur verhilft?
Dann ist dieser kinderleichte (und bei Kindern tatsächlich auch sehr beliebte!) Griff das Richtige für Sie:

Wenn Sie 10 bis 15 Minuten lang in der folgenden einfachen Position verbleiben, ist dies gleichbedeutend mit einer halben Stunde Jogging! Probieren Sie es selbst, und Sie werden erstaunt sein, wie erfrischt und gestärkt Sie sich fühlen, nachdem Sie lediglich 10 bis 15 Minuten auf Ihren Händen und Fingern gesessen haben!
Das Berühren Ihres Sitzbeinknochens, wie Sie es bei dieser Übung tun, versorgt Ihre Zellen

mit Sauerstoff, kurbelt die Fettverbrennung an und hilft zudem bei der Entgiftung und vollständigen Regeneration Ihres Körpers.
Sitzen Sie einfach auf Ihren Händen und berühren Sie das untere Ende Ihres Sitzbeinknochens mit den Fingern. Verweilen Sie mindestens 10 bis 15 Minuten in dieser Haltung.

Hinweis: Für Schulkinder ist dieser Griff auch ideal, weil er die Aufmerksamkeit erhöht und die Konzentration steigert!

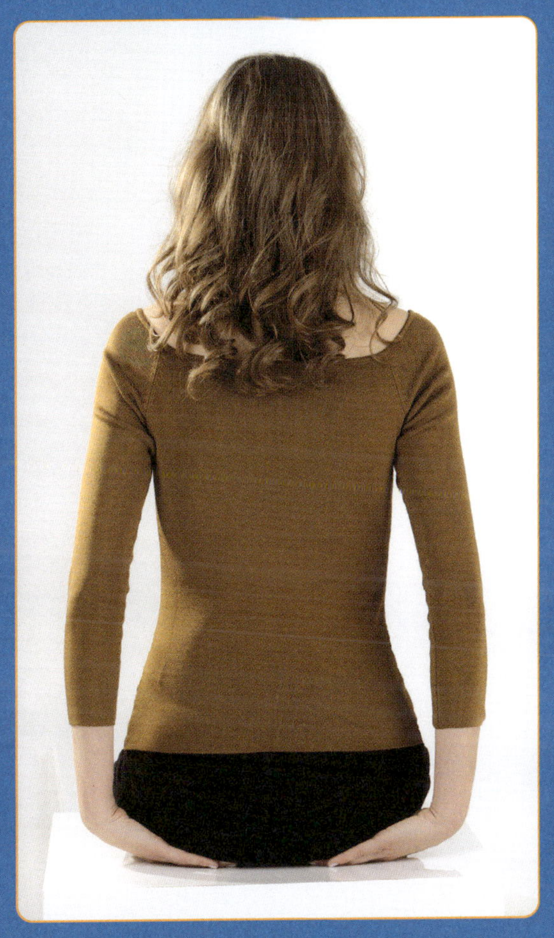

Klare Gedanken

Es ist oft nicht einfach, der Hektik des Alltags zu entkommen. Die beiden folgenden Energieheilgriffe helfen Ihnen, störende Gedanken loszulassen und zu entspannen.

(A) Legen Sie den rechten Daumen unter Ihren rechten Wangenknochen und Zeige- und Mittelfinger derselben Hand auf Ihre rechte Stirnseite, knapp über den Augenbrauen. Für die linke Seite nehmen Sie entsprechend Ihre linke Hand und drehen die Sequenz einfach um.

(B) Umfassen Sie Ihren Daumen mit den Fingern der anderen Hand.

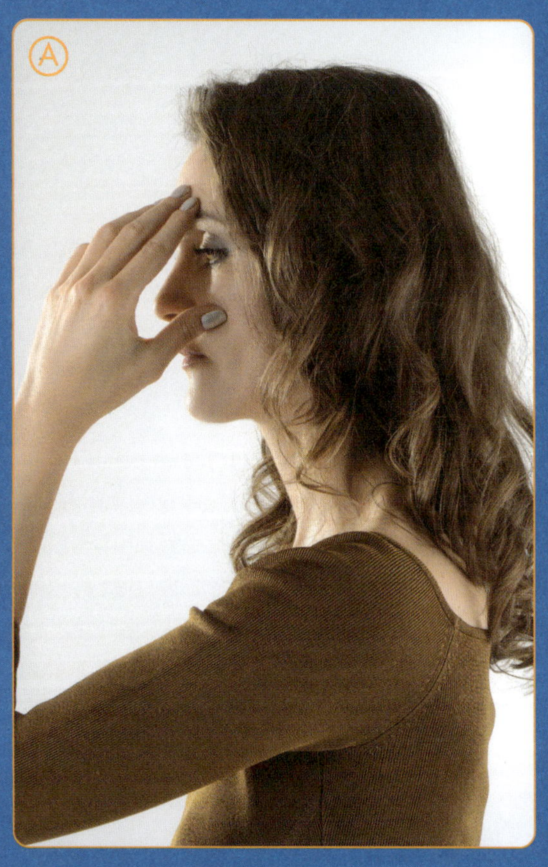
A

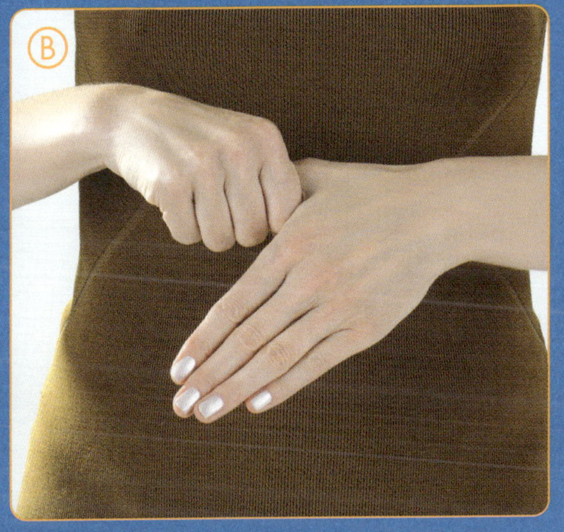
B

Energiespritze

Eine sofortige und nachhaltige Energieauffrischung erhalten Sie mit dem folgenden einfachen Energieheilgriff. Dieser Griff ist zum Beispiel auch besonders empfehlenswert für Autofahrer, die sich in einer kurzen Fahrpause auf dem Rastplatz rasch wieder energetisieren möchten, ohne auch nur das Auto verlassen zu müssen!

Legen Sie die Fingerspitzen der rechten Hand auf den Kopf rechts vom Scheitel und die Fingerspitzen der linken Hand auf den Kopf links vom Scheitel.

Entspannen Sie sich und spüren Sie, wie Sie sich innerhalb weniger Minuten erfrischt, energiegeladen und wie neugeboren fühlen!

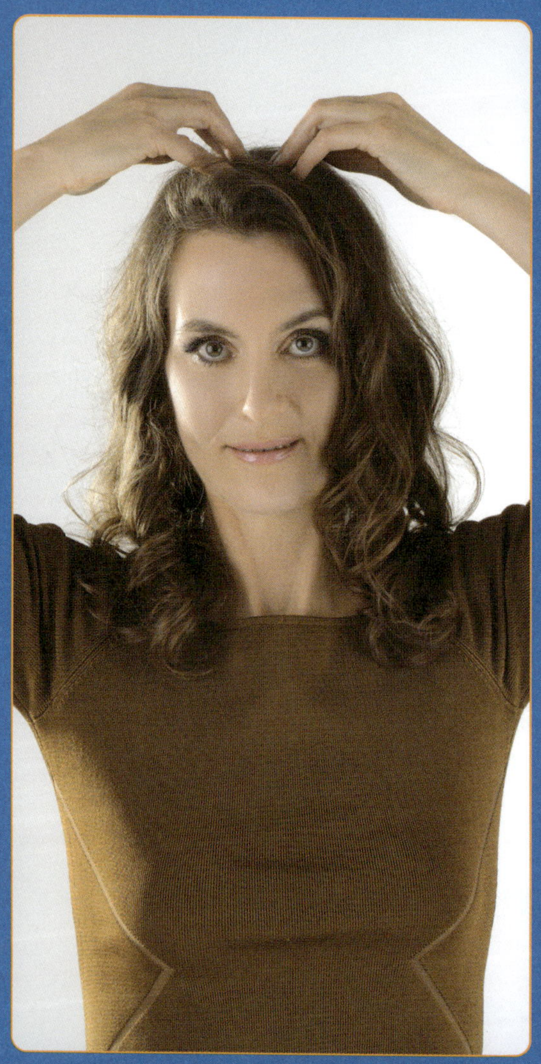

Fitness und Schönheit

Fühlen Sie sich müde und abgespannt und sehen Sie auch so aus? Die beiden folgenden Mudras helfen Ihnen, in kurzer Zeit wieder leistungsfähig und strahlend schön zu sein. Der Begriff Mudra (Fingerhaltung) stammt übrigens aus dem Sanskrit und bedeutet wörtlich: *Das, was Freude macht!*

Ⓐ Legen Sie Ihren linken Daumen auf die Rückseite von Ihrem rechten Daumen, Zeigefinger und Mittelfinger. Legen Sie gleichzeitig die restlichen Finger der linken Hand mit der Handflächenseite auf die Unterseite von Daumen, Zeigefinger und Mittelfinger der rechten Hand.
Entsprechend verfahren Sie für die andere Seite, indem Sie den rechten Daumen auf die Rückseite von Ihrem linken Daumen, Zeigefinger und Mittelfinger legen und die

restlichen Finger der rechten Hand mit der Handflächenseite auf die Unterseite von Daumen, Zeigefinger und Mittelfinger der linken Hand legen.

Dieses Mudra ist äußerst wirksam, um die lebenswichtigen »Energietankstellen« des Körpers, nämlich Leber, Nieren und Milz, zu energetisieren. Es sorgt dafür, dass Sie innerhalb kurzer Zeit verjüngt und strahlend schön aussehen!

Und/oder

Ⓑ Bilden Sie einen Kreis mit dem Mittelfinger und Daumen der linken Hand (Daumen mit der Innenseite auf den Mittelfingernagel). Als Nächstes stecken Sie Ihren rechten Daumen zwischen den linken Daumen und Mittelfinger (die rechte Daumeninnenseite berührt hierbei den rechten mittleren Fingernagel). Wechseln Sie die Hände für die andere Seite.
Dieses Mudra kräftigt die Milz, die wie eine Sonne sämtliche Organe des Körpers energetisiert!

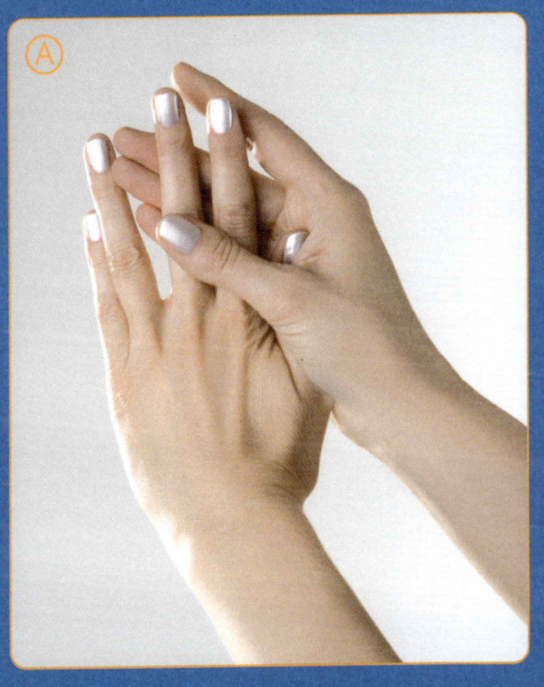
A

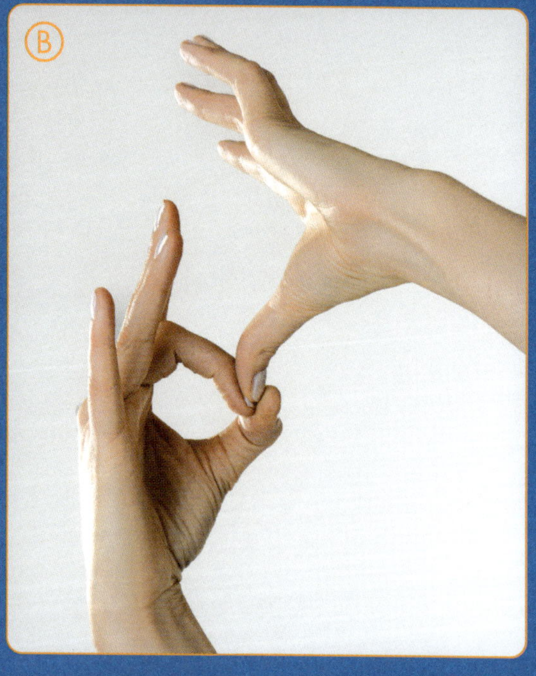
B

Freies Atmen

Lungenprobleme belasten die Vitalität und lassen zudem die Haut fahl aussehen. Rasche Abhilfe erfahren Sie durch die folgenden Energieheilgriffe.
Energieheilgriffe A und B öffnen den Brustraum, so dass Sie wieder gut durchatmen können, wobei Energieheilgriff A besonders empfehlenswert ist bei Hustenreiz und verschleimter Lunge. Energieheilgriff C hilft bei jeglichen Problemen mit der Nase.

(A) Legen Sie den Daumen mit der Innenseite auf den Fingernagel des Ringfingers derselben Hand. Die Fingerstellung kann gleichzeitig mit beiden Händen durchgeführt werden oder einzeln und nacheinander.

Und/oder

(B) Halten Sie den linken Oberarm mit der rechten Hand, und legen Sie die linke Hand auf die Innenseite Ihres rechten Oberschenkels.
Entsprechend verfahren Sie mit der anderen Seite.

(C) Halten Sie den Daumen, indem Sie ihn mit den Fingern der anderen Hand umschließen.

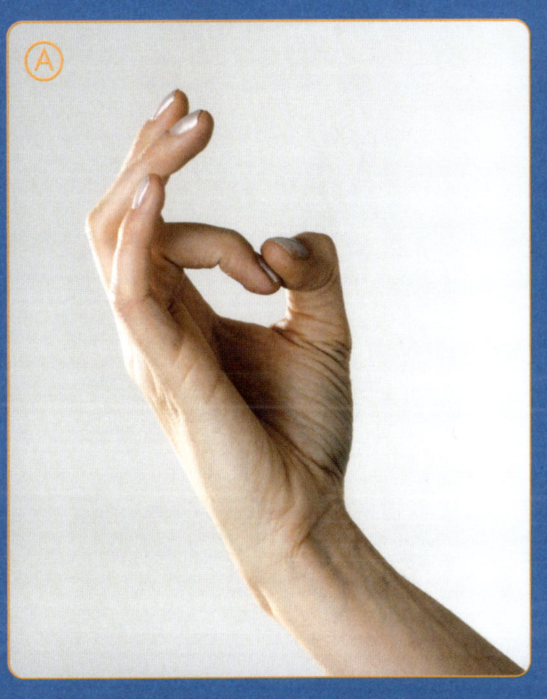
A

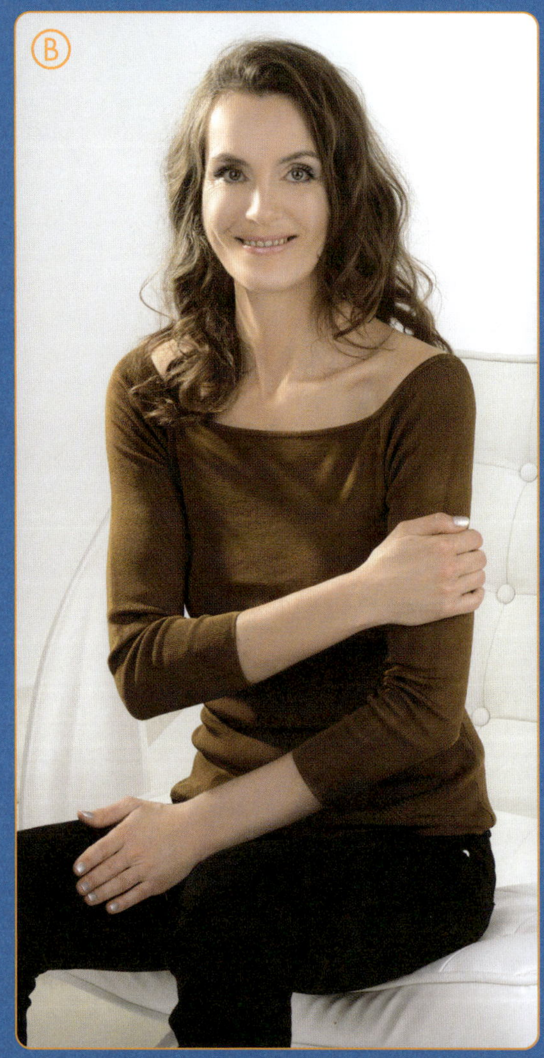
B

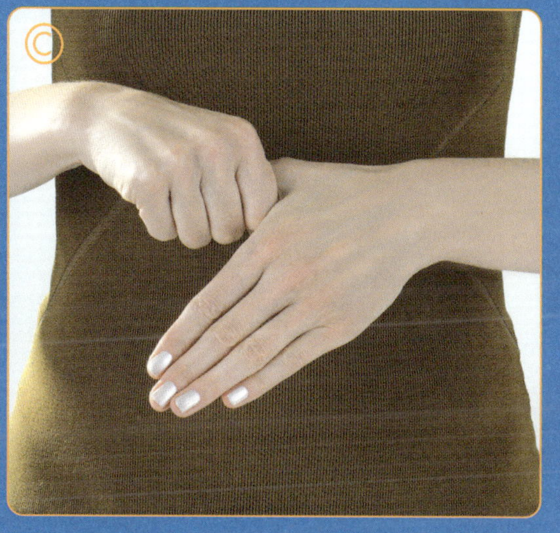
C

Strahlend frische Augen

Trockene Luft, Lesen und/oder die Arbeit am Computer führen oft dazu, dass die Augen trocken und müde werden. Die beiden folgenden Energieheilgriffe erfrischen die Augen in kürzester Zeit und verhelfen Ihnen wieder zu einem klaren Blick!
Wenn Sie dazu neigen, mit den Augen schnell zu ermüden, kann die regelmäßige Anwendung dieser beiden Fingerstellungen sehr gut als Vorbeugung gegen Übermüdung und bei Stress Ihrer Augen angewandt werden.

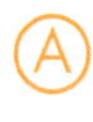

Legen Sie die Finger Ihrer rechten Hand auf die linke Schädelbasis und die Finger der linken Hand unter Ihren rechten Wangenknochen.
Wechseln Sie die Hände für die andere Seite.

Und/oder

(B) Fassen Sie mit der rechten Hand unter Ihre linke Achselhöhle und legen Sie die linke Hand mit dem Handrücken auf Ihre Stirn. Wechseln Sie die Hände für die andere Seite.

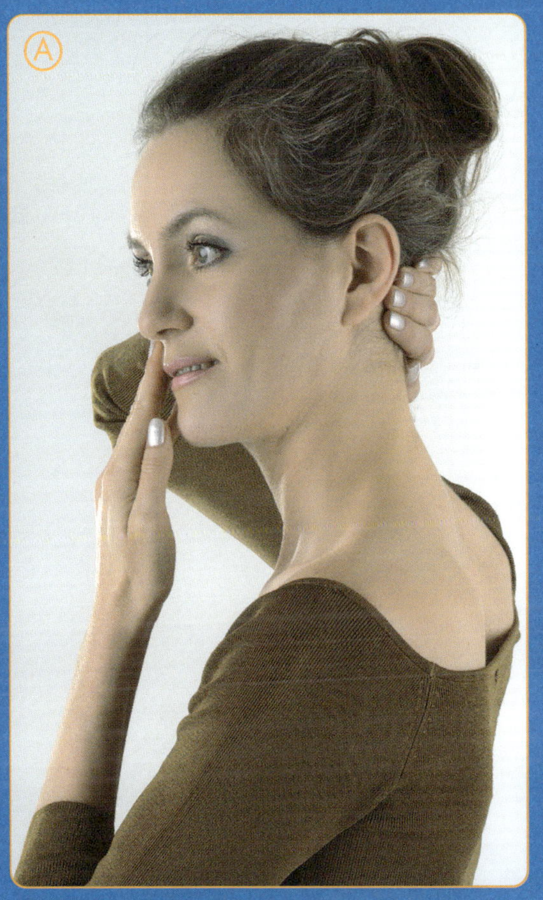
A

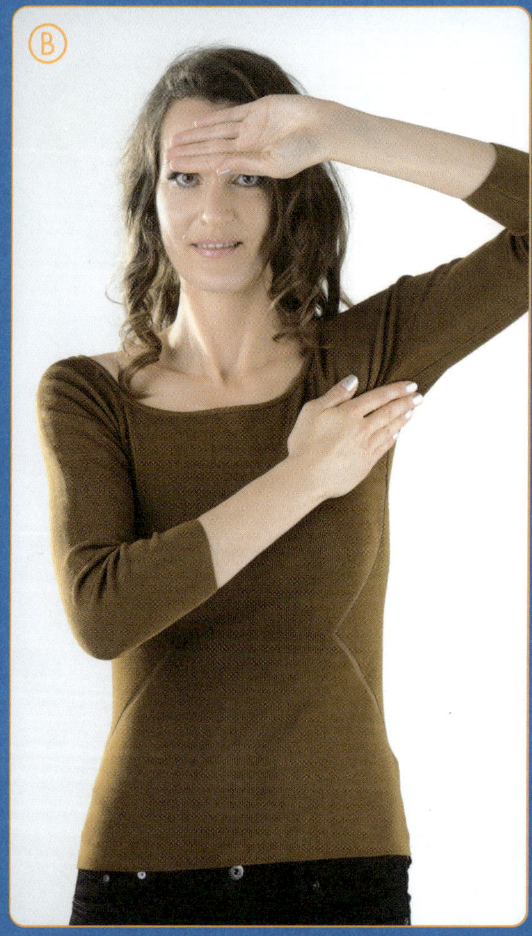
B

Entspannung der Nerven und Freude im Herzen

Sind Sie nervös, deprimiert oder traurig, erlangen Sie durch diese kinderleicht auszuführenden Energieheilgriffe rasche Erleichterung. Energieheilgriff C ist besonders geeignet zur Beruhigung der Nerven, z. B. vor Examen oder Vorstellungsgesprächen, während die beiden anderen Energieheilgriffe Ihr Herz mit Freude erfüllen und dabei gleichzeitig Ihren Kreislauf harmonisieren!

»Freude kann so einfach sein.«

(A) Legen Sie den rechten Daumen auf die Handflächenseite des linken kleinen Fingers und Ringfingers. Legen Sie die übrigen Finger der rechten Hand auf die Rückseite

des kleinen Fingers und des Ringfingers der linken Hand.
Entsprechend verfahren Sie mit der anderen Seite, indem Sie den linken Daumen auf die Handinnenfläche des rechten kleinen Fingers und Ringfingers legen etc.

Und/oder

Ⓑ Umfassen Sie den kleinen Finger mit den Fingern der anderen Hand.

Ⓒ Legen Sie sanft die Finger der einen Hand (am besten nutzen Sie den Mittelfinger, Zeigefinger und Ringfinger) in die kleine Vertiefung außen an dem Handgelenk der anderen Hand.
Wechseln Sie die Hände für die andere Seite.

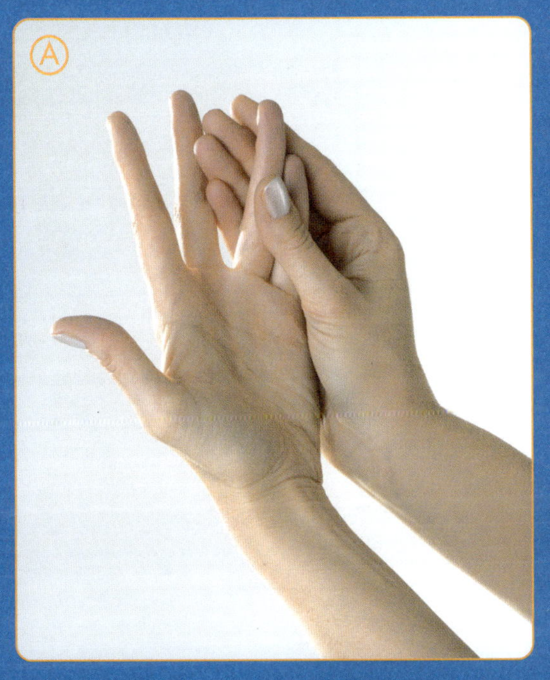
A

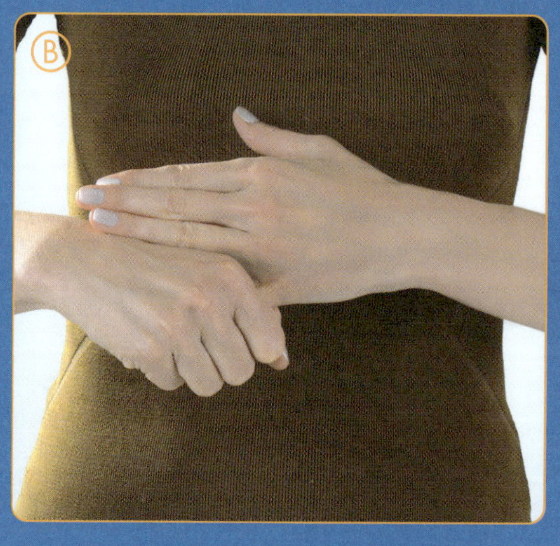
B

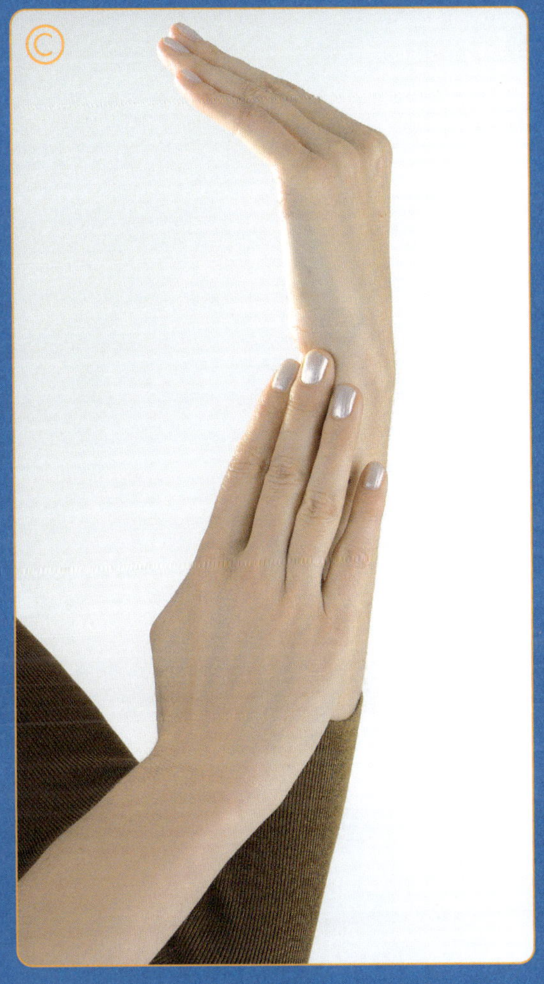
C

Wasseransammlungen und Blähungen

Wasseransammlungen und Blähungen treten häufig bei langem Sitzen und Bewegungsmangel auf, wie es bei sitzender Tätigkeit leider oft der Fall ist.
Die beiden folgenden Energieheilgriffe beugen diesen Problemen vor und verschaffen rasche Abhilfe.

(A) Kreuzen Sie Ihre Arme und legen Sie die Hände auf die Innenflächen der Knie.

Und/oder

(B) Umfassen Sie den kleinen Finger mit den Fingern der anderen Hand.

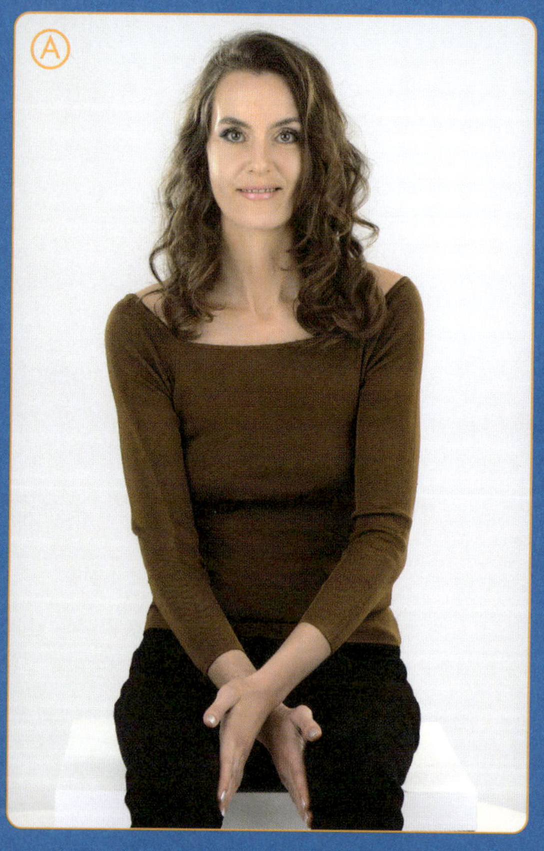
A

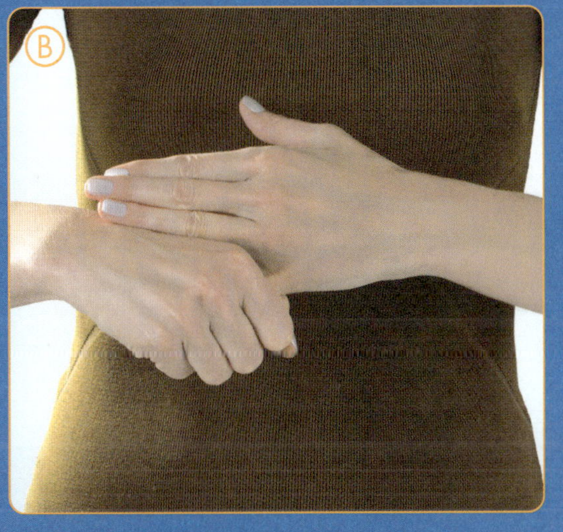
B

Leichte Verdauung

Die Verdauung bereitet heutzutage auf Grund von Stress und falscher Ernährung vielen Menschen Probleme. Die beiden folgenden Positionen beugen vor und helfen Ihnen, sich auch nach üppigeren Mahlzeiten schnell wieder leicht und wohl zu fühlen.

(A) Legen Sie die Finger Ihrer rechten Hand auf die linke Ellbogenbeuge, gleichzeitig legen Sie die Finger der linken Hand auf die rechte Ellbogenbeuge. Denken Sie daran, die Arme entspannt zu halten.

Und/oder

(B) Halten Sie einfach den Daumen, indem Sie ihn mit den Fingern der anderen Hand umschließen.

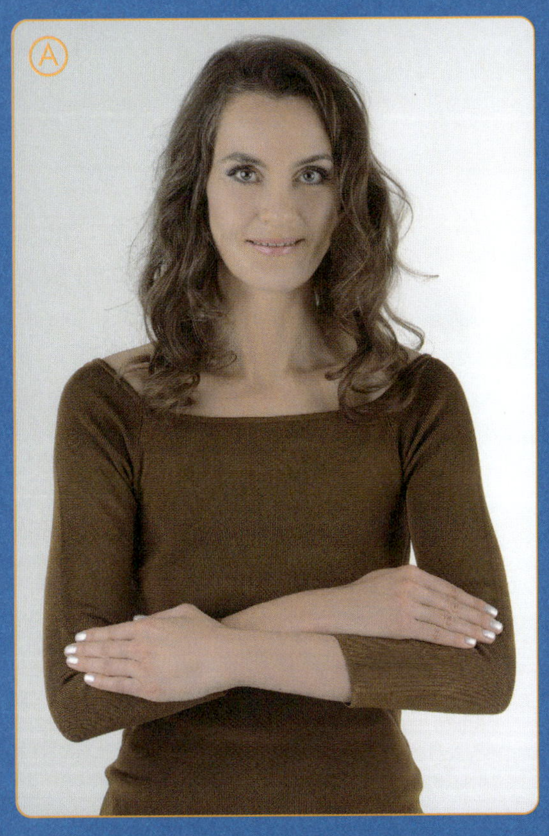
A

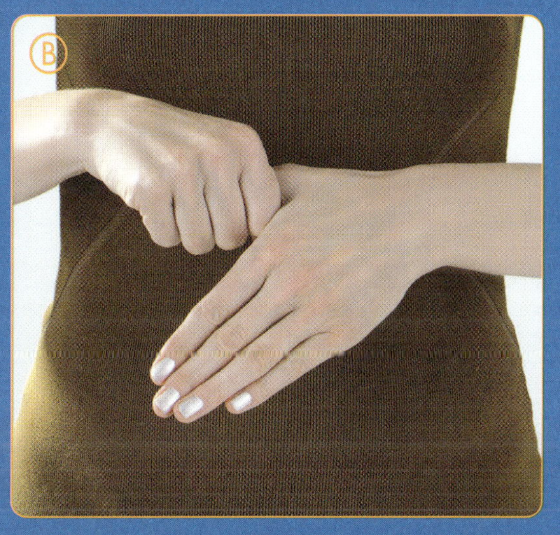
B

Fitness für Beine und Füße

Auch wenn Sie normalerweise keine Probleme mit den Beinen haben, kann langes Sitzen im Büro oder auf Reisen Ihre Durchblutung belasten. Das folgende Mudra (A) und das entspannte Sitzen auf den Sitzbeinknochen (B) beugen vor und schaffen rasche Abhilfe bei müden und geschwollenen Beinen.

Ⓐ Legen Sie die Vorderseite des linken und rechten Mittelfingers bei gefalteten Händen aneinander.

Und/oder

Ⓑ Sitzen Sie einfach auf Ihren Händen und berühren Sie das untere Ende Ihres Sitzbeinknochens mit den Fingern. Verweilen Sie mindestens 10 bis 15 Minuten in dieser Haltung.

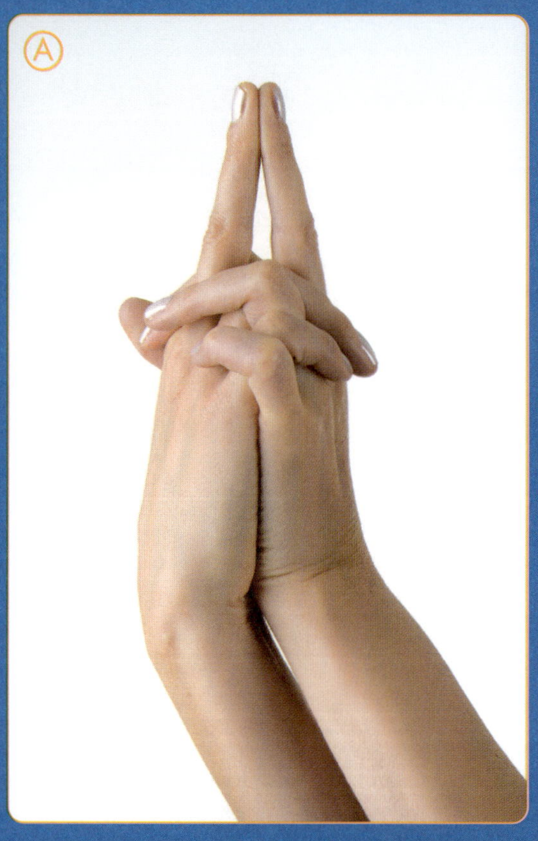
A

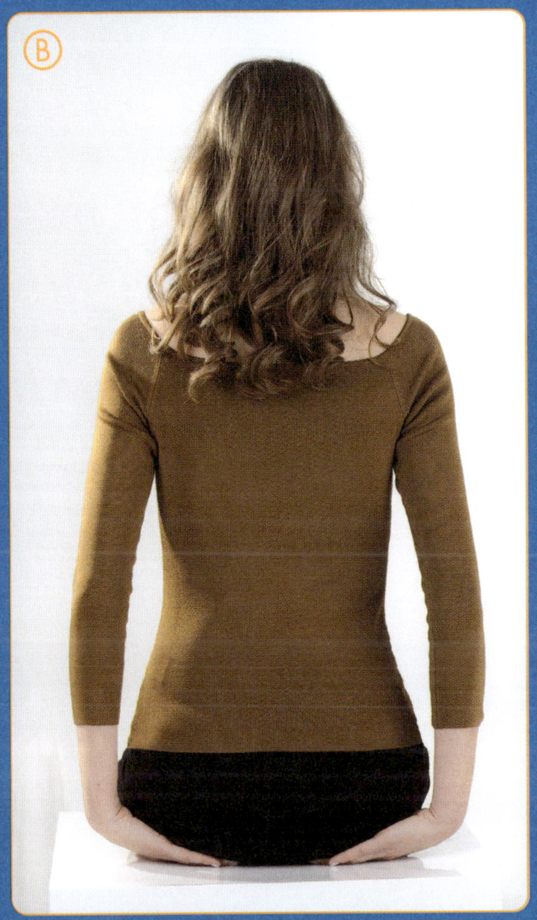
B

Fitness für den Rücken

Die beiden folgenden Energieheilgriffe entspannen Ihren Rücken und beugen Rückenproblemen vor.

(A) Legen Sie Ihre rechte Hand auf Ihre rechte Leiste und Ihre linke Hand auf die rechte Schulter.
Wechseln Sie die Hände entsprechend für die andere Seite.

Und/oder

(B) Umfassen Sie den Zeigefinger mit den Fingern der anderen Hand.

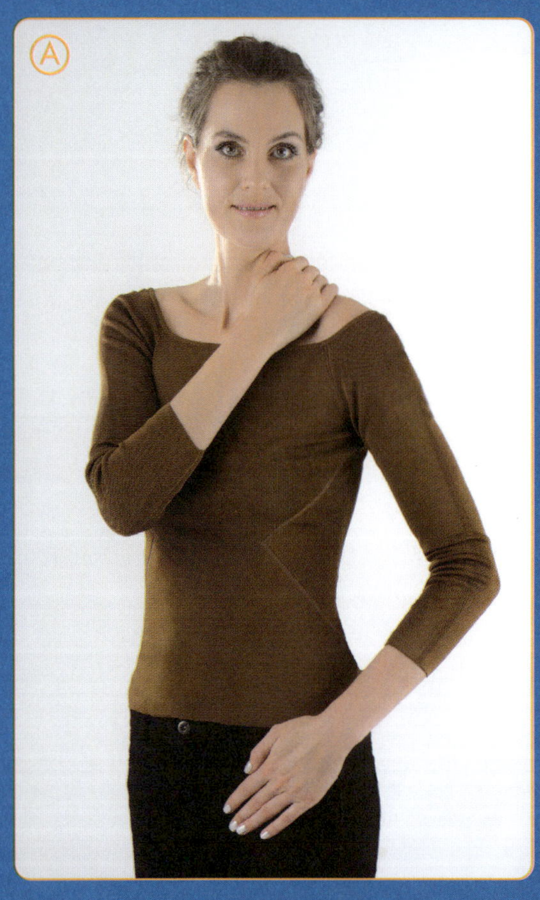
A

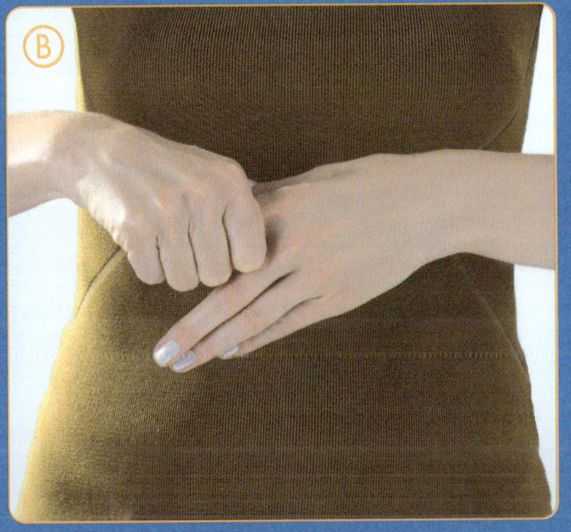
B

Gute Nacht und erholsamer Schlaf

Die beiden folgenden Energieheilgriffe beruhigen die Gedanken und erleichtern das Einschlafen. Energieheilgriff B können Sie außerdem nach einer durchwachten Nacht anwenden. In diesem Fall wird er Ihnen Energie geben und es Ihnen ermöglichen, trotz Schlafmangels volle Leistung zu bringen. Das ist übrigens eine der Besonderheiten, die Energieheilgriffe von herkömmlichen Medikamenten unterscheidet, denn Energieheilgriffe passen sich dem Körper sozusagen an, d. h. sie werden Ihnen immer genau das geben, was Sie zu dem Zeitpunkt benötigen!

Ⓐ Umfassen Sie den Daumen mit den Fingern der anderen Hand.

Und/oder

(B) Legen Sie die Finger der rechten Hand auf den linken Daumenballen. Entsprechend legen Sie sodann die Finger der linken Hand auf den rechten Daumenballen.

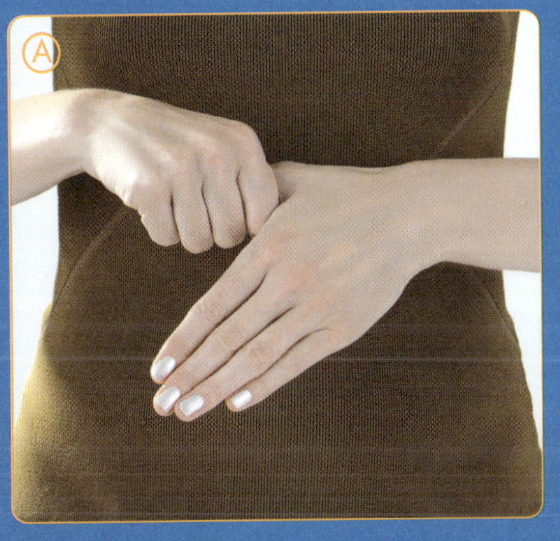
A

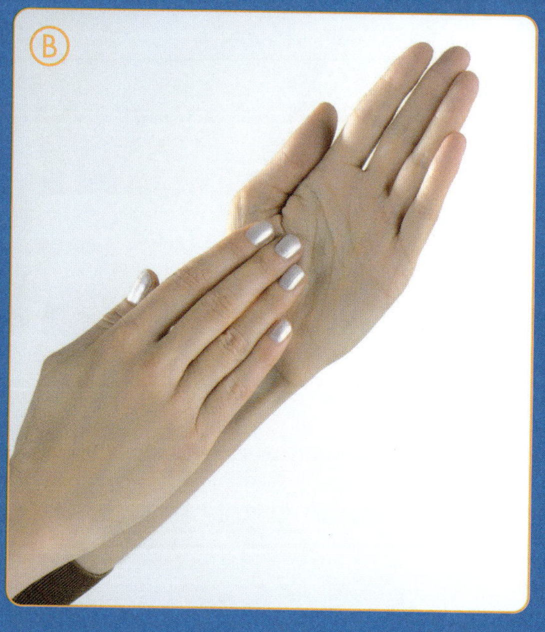
B

Bauchschmerzen und -krämpfe

Bauchschmerzen kommen meist von zu viel Stress und unnötigen Sorgen. Die beiden folgenden Energieheilgriffe helfen bei akuten Problemen mit dem Magen und können auch sehr gut zur Vorbeugung angewandt werden. Beide Übungen wirken stark beruhigend und erdend.

(A) Umschließen Sie den Daumen mit den Fingern der anderen Hand.

Und/oder

(B) Kreuzen Sie die Arme und legen Sie die rechte Hand auf die linke Knieinnenseite und die linke Hand auf die rechte Knieinnenseite.

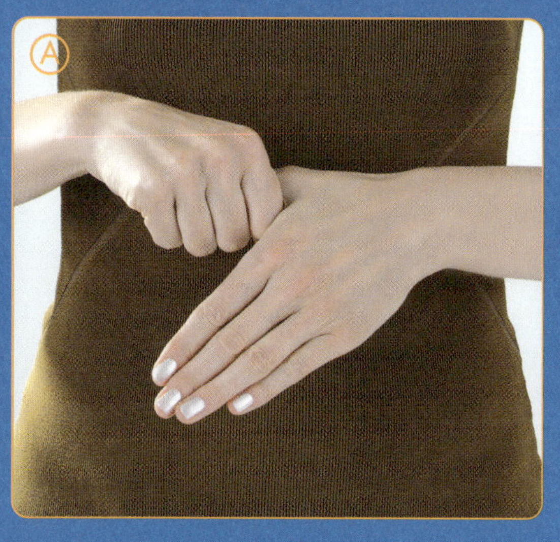
A

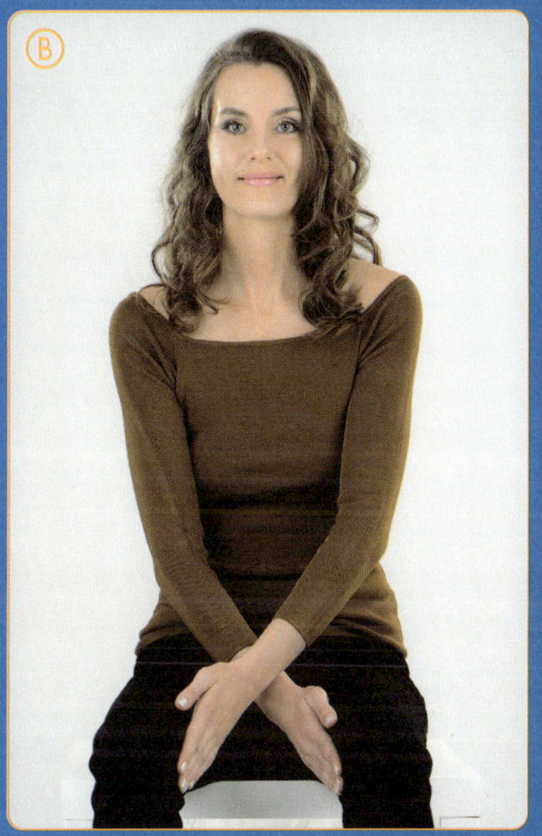
B

Plötzlich auftretende Zahnschmerzen

Zahnschmerzen treten oft in den unpassendsten Momenten auf. Der Zeigefinger schafft rasche Abhilfe, bis Sie die Möglichkeit haben, einen Zahnarzt aufzusuchen.

Umfassen Sie den Zeigefinger auf der dem schmerzenden Zahn gegenüberliegenden Seite. (Schmerzt ein Zahn auf der linken Seite, halten Sie den Zeigefinger der rechten Hand.) Halten Sie den Zeigefinger so lange, bis der Schmerz nachlässt.
Zusatztipp: Sie können und sollten den Zeigefinger auch während der Zahnarztbehandlung halten, denn der Zeigefinger nimmt nicht nur den Schmerz, er hilft auch gegen Angst!

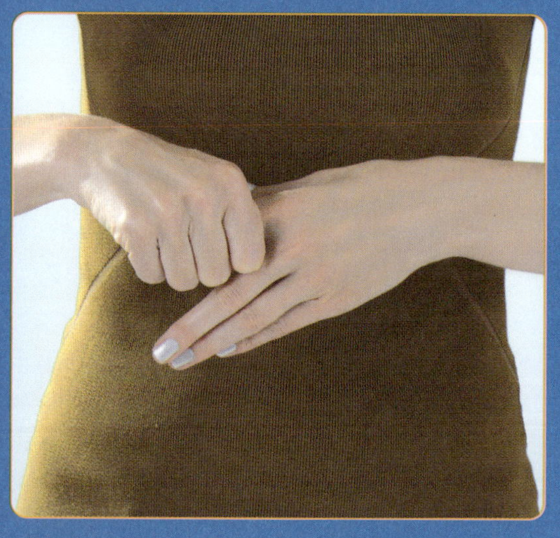

Halsschmerzen und Erkältung

Halsschmerzen sind oftmals Vorboten einer Erkältung. Je früher Sie darauf heilsam einwirken, desto größer ist die Chance, dass die Erkältung gar nicht erst ausbricht bzw. deutlich schneller vorübergeht. Übung A sollten Sie bei den ersten Anzeichen einer Erkältung (wie z. B. Halsschmerzen) anwenden. Übung B hilft vor allem bei bereits bestehender Erkältung.

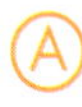

Umfassen Sie den kleinen Finger mit den Fingern der anderen Hand. Beginnen Sie mit dem rechten kleinen Finger, denn der rechte Finger hilft besonders bei akuten Problemen. Wechseln Sie dann zum linken kleinen Finger. Halten Sie beide kleinen Finger so lange wie möglich. Der kleine Finger stimuliert die Thymusdrüse und regt die Entgiftung an.

Und/oder

(B) Halten Sie nacheinander jeden Finger. Die Finger helfen universell, da sie durch ihre Zuordnungen zu den Organen und Körperfunktionen jeden Bereich des Körpers erreichen, so dass Sie durch das sanfte Umfassen Ihrer Finger grundsätzlich heilende Impulse bei jeder Art von Infekt geben!

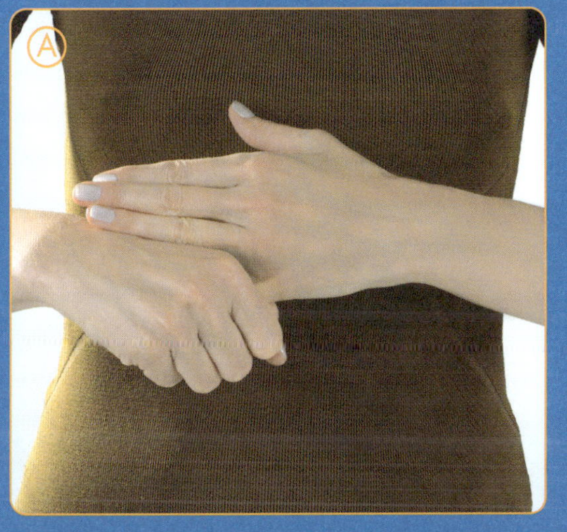
A

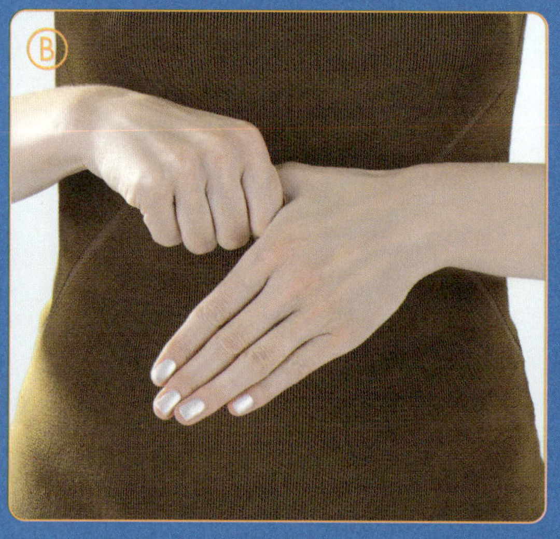
B

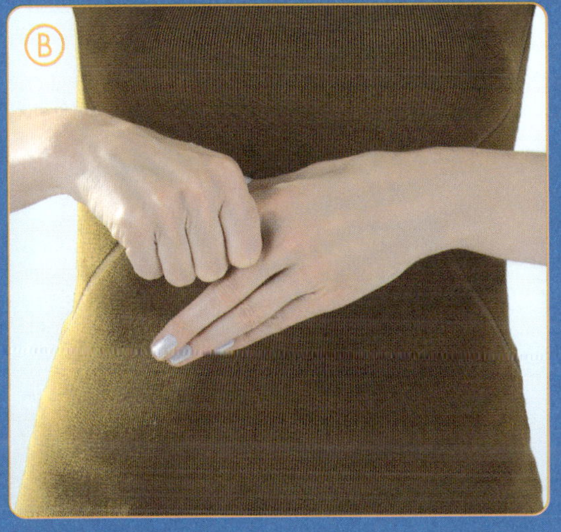
B

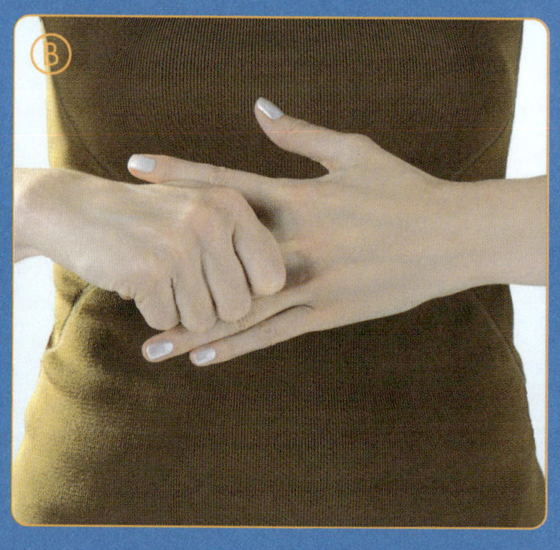
B

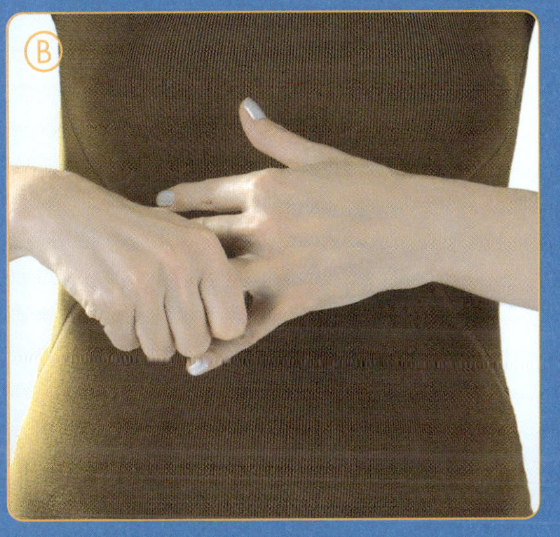
B

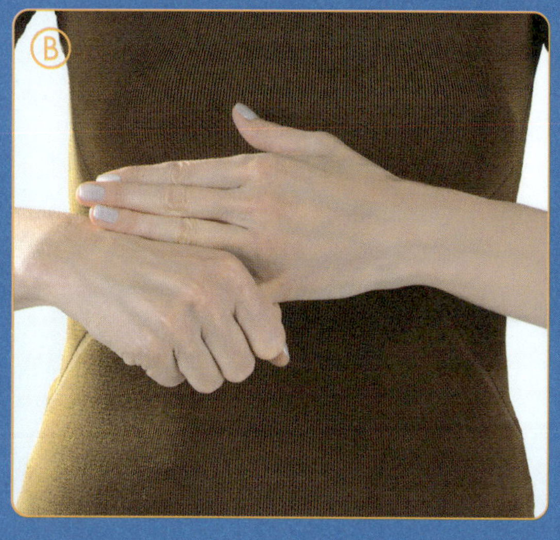
B

Kopfschmerzen

Kopfschmerzen treten oftmals plötzlich und zu den unpassendsten Gelegenheiten auf. Die beiden folgenden Energieheilgriffe bringen rasche Hilfe und können auch vorbeugend angewandt werden. Halten Sie die Griffe, bis der Schmerz nachlässt.

Ⓐ Umfassen Sie den Mittelfinger mit den Fingern der anderen Hand. Beginnen Sie damit, den Mittelfinger Ihrer rechten Hand 5 bis 10 Minuten zu halten, dann halten Sie den Mittelfinger der linken Hand.

Und/oder

Ⓑ Umfassen Sie den Daumen mit den Fingern der anderen Hand.

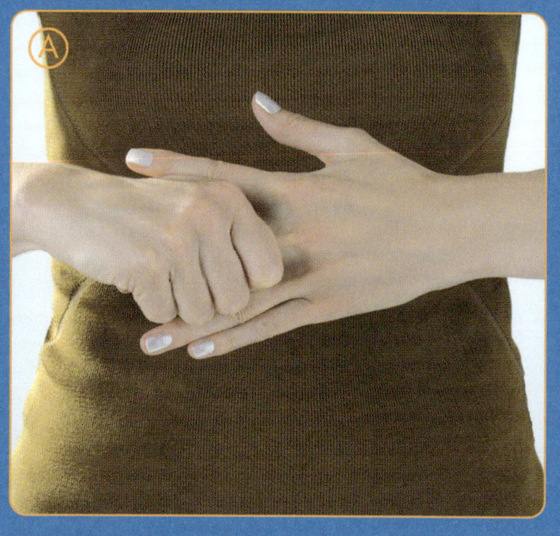
A

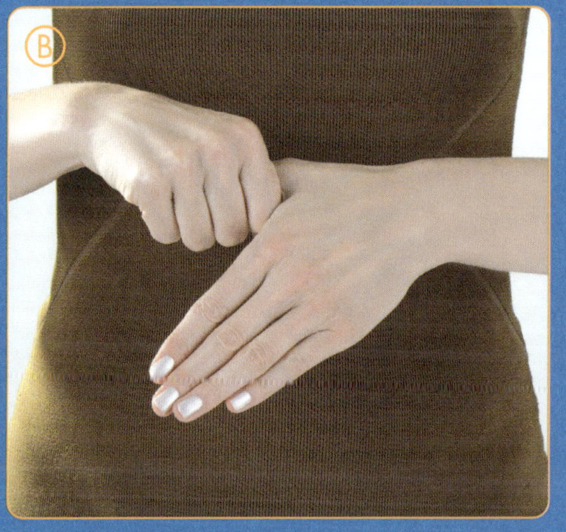
B

Schlaganfallvorsorge

Ein Schlaganfall ist – im wahrsten Sinne des Wortes – ein Schlag auf den bzw. im Kopf, der einen mitten aus dem Leben reißt – mit meist verheerenden Folgen für den Betroffenen und die Angehörigen. Doch wie jedes andere Symptom lassen sich auch Schlaganfälle auf energetische Blockaden zurückführen.

Die folgenden beiden Übungen nehmen den »Druck« aus dem Kopf und harmonisieren die Energien, deren Disharmonien mit Schlaganfall in Zusammenhang gebracht werden. Wenden Sie diese beiden Energieheilgriffe so oft und so lange wie möglich an, um vorzubeugen.

(A) Kreuzen Sie die Arme vor der Brust, legen Sie die Finger der linken Hand unter Ihr rechtes Schlüsselbein und die Finger der rechten Hand unter Ihr linkes Schlüsselbein, und zwar jeweils in der Mitte.

Und

(B) Halten Sie Ihren Mittelfinger, indem Sie ihn leicht mit den Fingern der anderen Hand umschließen.

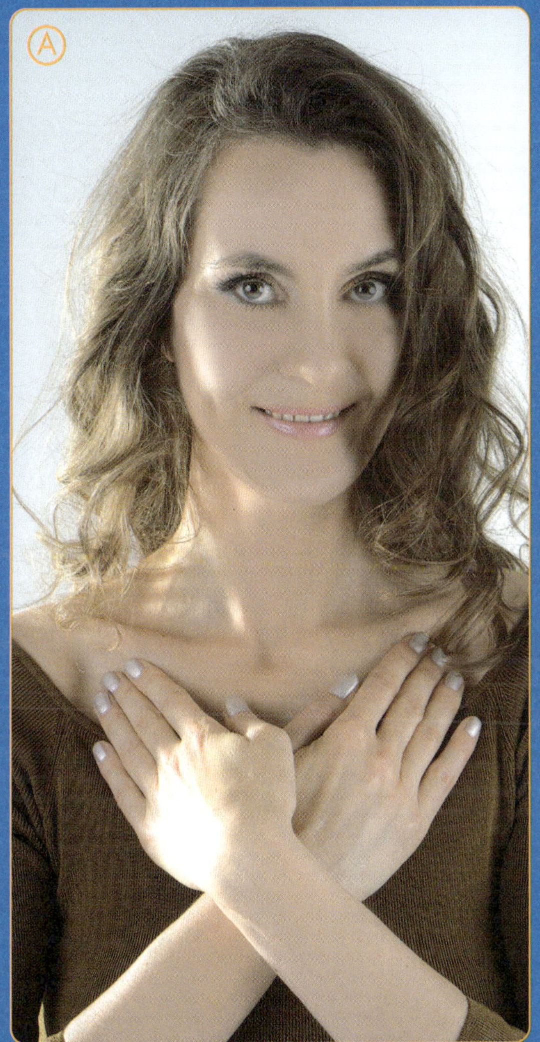
A

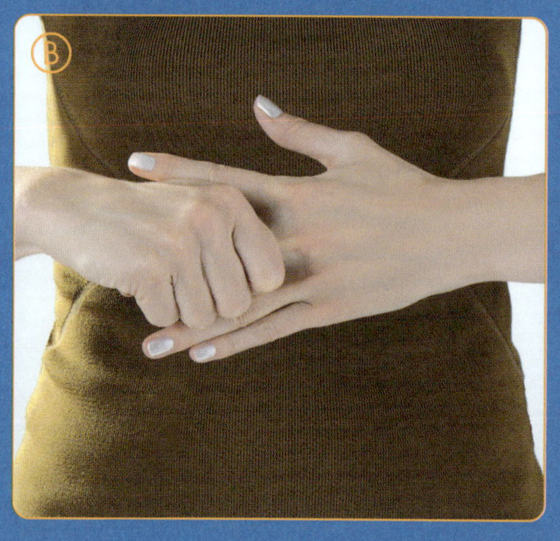
B

Glückliches Herz

Die beiden folgenden Energieheilgriffe eignen sich bei Herzbeschwerden jeglicher Art und können sowohl vorbeugend als auch in akuten Fällen angewandt werden. Wie ich bereits mehrfach erfahren konnte, können diese beiden einfachen Energieheilgriffe lebensrettend sein!
Menschen mit Herz- und Blutdruckproblemen sollten es sich zur Gewohnheit machen, täglich ausgiebig den kleinen Finger zu halten, am besten 20 Minuten auf jeder Seite!

(A) Umfassen Sie den kleinen Finger mit den Fingern der anderen Hand.

Und/oder

(B) Legen Sie sanft die Finger der einen Hand (am besten nutzen Sie den Mittelfinger,

Zeigefinger und Ringfinger) in die kleine Vertiefung außen an dem Handgelenk der anderen Hand.

Wechseln Sie die Hände für die andere Seite.

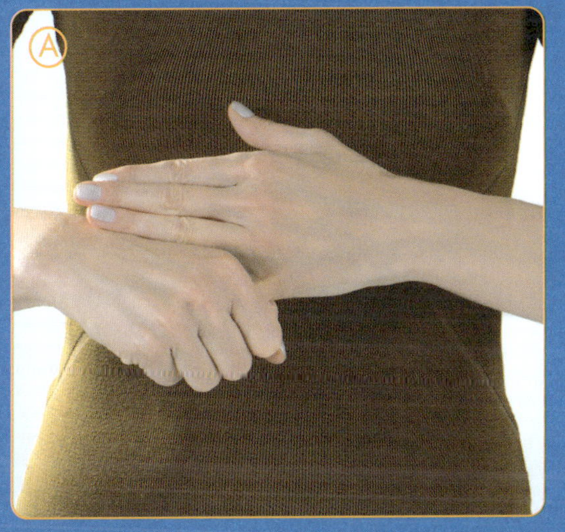
A

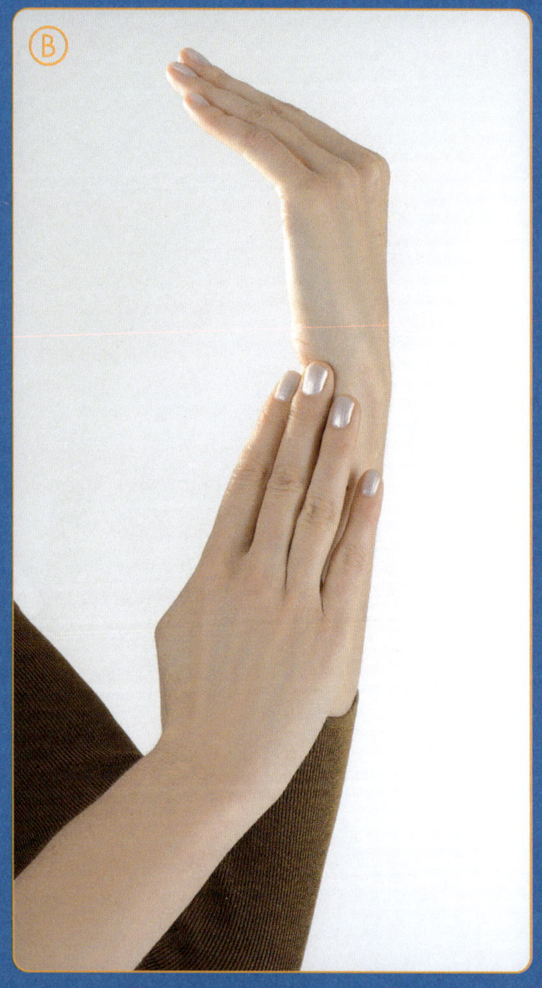
B

Schwindelgefühl

Übermüdung und/oder Zeitverschiebung auf Reisen sind oftmals der Auslöser für Schwindel. Die folgenden beiden Energieheilgriffe können bei jeder Art von Schwindelgefühl angewandt werden und wirken auch vorbeugend.

Ⓐ Legen Sie die Finger der rechten Hand auf die linke Schädelbasis und die Finger der linken Hand unter Ihren rechten Wangenknochen. Wechseln Sie die Hände für die andere Seite.

Und/oder

Ⓑ Berühren Sie die Basis Ihrer Wangenknochen. Berühren Sie beide Seiten gleichzeitig oder nacheinander.

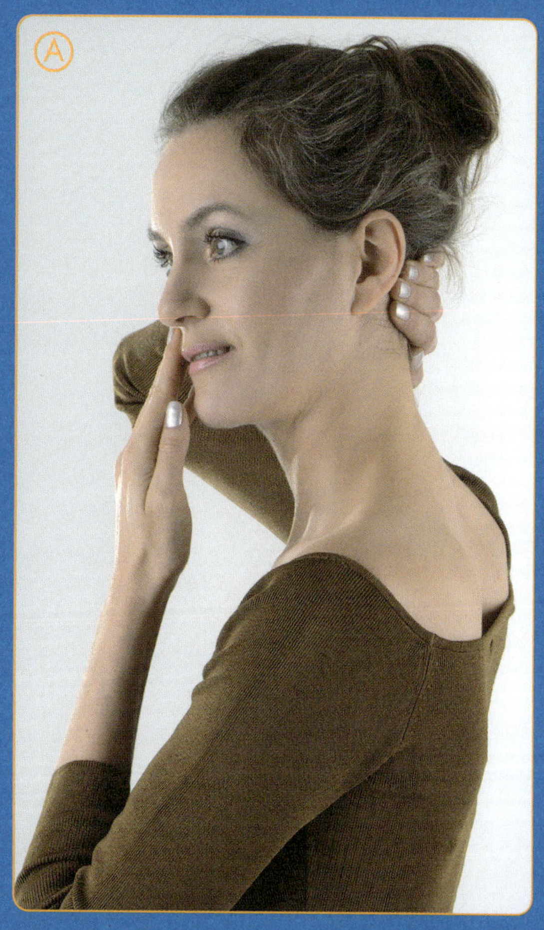
A

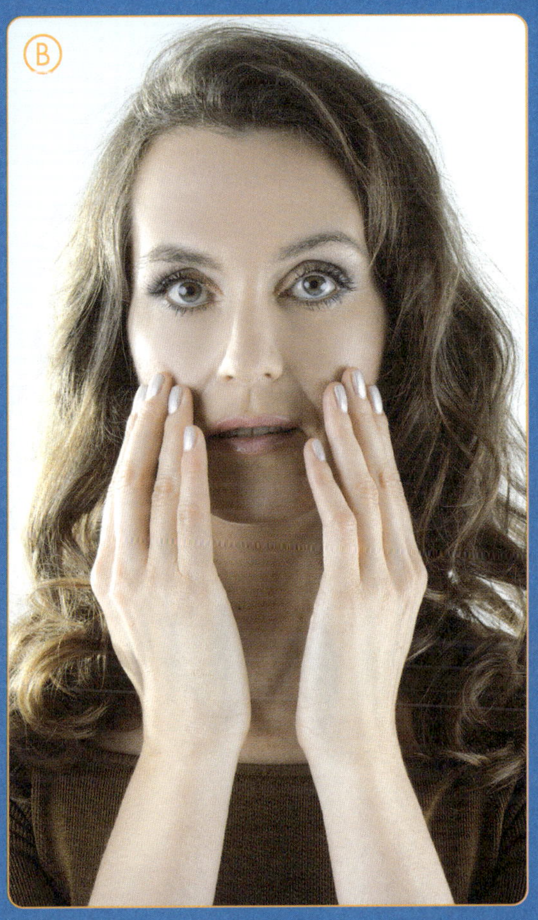
B

Strahlende Vitalität

Die beiden folgenden Energieheilgriffe lassen Sie in kurzer Zeit (wieder) fit und leistungsfähig sein und eignen sich daher hervorragend zur Anwendung vor wichtigen Terminen oder/und wenn Sie eine lange Reise hinter sich haben. Die beste Wirkung erzielen Sie bei einer Anwendung von 15 bis 20 Minuten.

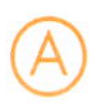

Legen Sie Ihren linken Daumen auf die Rückseite von Ihrem rechten Daumen, Zeigefinger und Mittelfinger. Legen Sie gleichzeitig die restlichen Finger der linken Hand mit der Handflächenseite auf die Unterseite von Daumen, Zeigefinger und Mittelfinger der rechten Hand.

Entsprechend verfahren Sie für die andere Seite, indem Sie den rechten Daumen auf die Rückseite von Ihrem linken Daumen,

Zeigefinger und Mittelfinger legen und die restlichen Finger der rechten Hand mit der Handflächenseite auf die Unterseite von Daumen, Zeigefinger und Mittelfinger der linken Hand legen.

Und/oder

(B) Legen Sie Ihre linke Hand über die rechte Schulter und den rechten Daumen auf den Fingernagel Ihres rechten Ringfingers, wobei Sie einen Kreis bilden. Gleichzeitig halten Sie Ihre Knie zusammen.
Entsprechend verfahren Sie dann für die andere Seite, indem Sie Ihre rechte Hand über die linke Schulter legen usw.

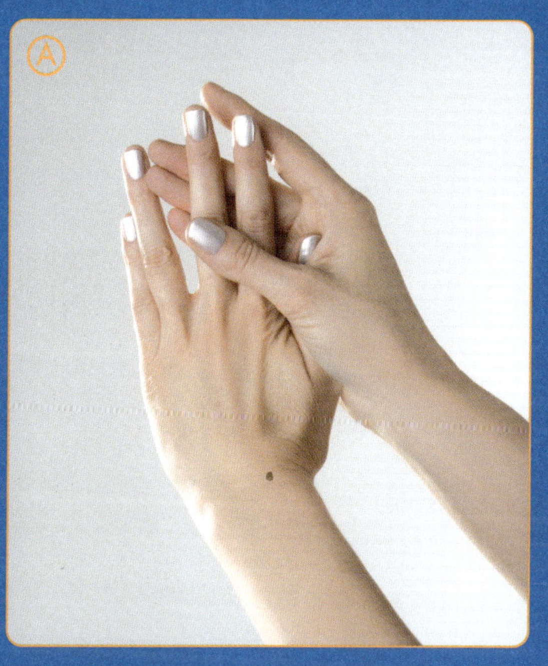
A

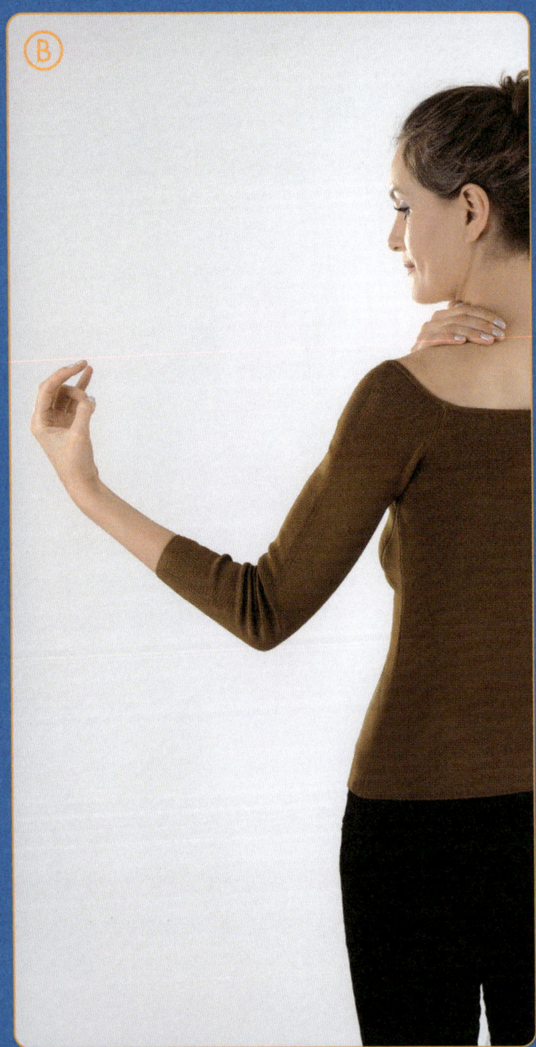
B

Ausklang

Die in diesem Buch vorgestellten Energieheilübungen sollten Sie so oft und jeweils so lange wie möglich ausführen. Wenn Sie einmal »viel Zeit« haben – zum Beispiel wenn Sie auf Reisen sind, im Zug, als Beifahrer im Auto, im Bus oder Flugzeug – ist es empfehlenswert, wenn Sie einem Ihrer Lieblingsgriffe einmal richtig »Zeit schenken« und 20 Minuten mit einer Übung verbringen. 20 Minuten benötigt die Energie, um einen vollständigen Kreislauf durch sämtliche Körperfunktionen zu durchlaufen. Wenn Sie sich für eine einzige Übung 20 Minuten gönnen, erreichen Sie wirklich jede Zelle, jeden Bereich Ihres Körpers.

Ich erinnere mich, wie ich während eines Aufenthaltes in einer großen Stadt plötzlich Herzbeklemmung verspürte und ganz schwach wurde. Es fühlte sich an, als ob der Brustkorb zugeschnürt sei. Die Hände waren zudem ganz feucht und dabei kalt, was auf einen schwachen Kreislauf deutete. Da ich an jenem Tag ein wichtiges Gespräch vor mir hatte, »musste« ich etwas finden, was mich schnell und effektiv wieder fit machen würde. Ich schleppte mich mit letzter Kraft (ja, es ging mir wirklich schlecht, ich hatte das Gefühl das Bewusstsein zu verlieren) in ein Lokal, bestellte mir einen frischgepressten Saft und begann mir das Grübchen an der Außenseite des Handgelenkes zu strömen[1] (Übung B, Seite 103, »Glückliches Herz«). Ich saß ganz still, atmete bewusst, wobei ich mich vor allem auf das Ausatmen konzentrierte, und spürte in den Puls am Grübchen des Handgelenkes hinein. Nach etwa 10-15 Minuten spürte ich, wie sich die Blockade in der Brust löste. Es war, als ob »eine Tür« aufging, und das Licht wieder scheinen bzw. die Energie wieder strömen konnte. Der Brustkorb »öffnete« sich im wahrsten Sinnes des Wortes, die Energie strömte wieder, der Atem floss leicht

1) Im Jin Shin Jyutsu® sprechen wir auch vom »Strömen«, da wir durch das Berühren und Halten bestimmter Punkte und Finger die Energie »zum Strömen bringen«.

und frei, und ich spürte und wusste: das »Problem« ist behoben. Ich blieb dennoch weitere 5 Minuten mit den Fingern am Handgelenk, so dass es wirklich 20 Minuten waren, weil ich sichergehen wollte, dass wirklich jeder Bereich frei und offen war. Ein Bekannter, der mich im Lokal abholte, bemerkte, wie »rosig und frisch« ich aussah und ich lächelte still in mich hinein, in Ehrfurcht vor der Weisheit und der Einfachheit des »im Fluss Seins«.

Erlebnisse wie diese sind es, die ich Ihnen wünsche und die Sie mit Sicherheit erleben werden, wenn Sie die Übungen gemäß der Anleitung in diesem Buch ausführen. Und haben Sie keine Angst, etwas »falsch« zu machen oder die »Punkte vielleicht nicht genau zu treffen«. Der Bereich jedes Energieschlosses im Jin Shin Jyutsu hat einen Radius von etwa 7 cm, wobei das Zentrum der Energie sich oftmals auch leicht verschiebt. Spüren Sie »in die Energie« hinein und haben Sie Vertrauen in sich selbst, und Sie werden sehen, dass Ihre eigene Weisheit Ihre Hände führt ...

Und noch etwas möchte ich an dieser Stelle anfügen: »Mit der Kraft deiner Hände« basiert auf meinem ersten verlegten Buch (»Wellness above

the Clouds«), welches in der Originalsprache Englisch erschien.
Seit dieser Zeit habe ich durch Selbsterfahrung und Studium die Erfahrung gemacht, dass der Mond eine ganz bzw. DIE entscheidende Rolle für die Gesundheit des Menschen spielt. Das heißt, wenn wir im Einklang mit den vom Mond vorgegebenen kosmischen Schwingungen sind, geht es uns gut. Der Einklang ist sozusagen die Bedingung für unser Wohlbefinden. Mein Tipp wäre daher, die in diesem Buch vorgestellten Übungen zusätzlich (und nicht als »Ersatz«) zu den ebenso einfachen Energieheilgriffen- und strömen zu machen, wie sie in »Gesundheit in deiner Hand. Der besondere Mondkalender«[2] (Verlag »Die Silberschnur«) sowie – in ausführlicher Form – in meinem im Eigenverlag verlegten Buch »Der Mond und der kosmische Code der Schöpfung« vorgestellt werden.
Ich wünsche Ihnen viel Freude, Kraft und Gesundheit durch die Kraft Ihrer Hände!

---

2) »Gesundheit in deiner Hand. Der besondere Mondkalender«, Verlag »Die Silberschnur«, zeigt für jeden Tag im Jahr den der Mondstellung entsprechenden Energetisierungsfinger an.

Über die Autorin

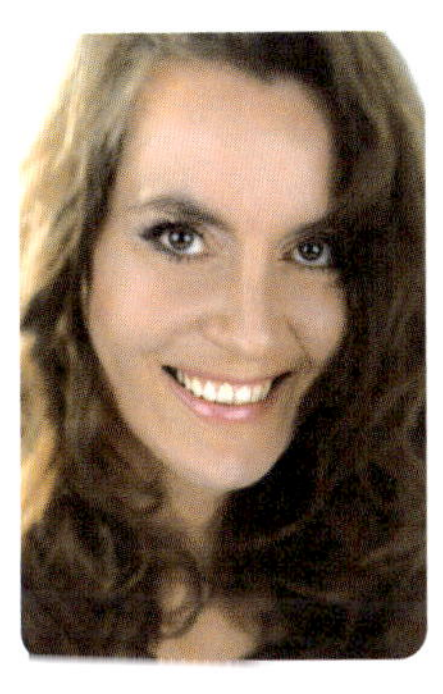

Irene Lauretti, Heilerin mit Schwerpunkt Energieheilkunst, ist die Autorin der Bestseller »Der Mond und der kosmische Code der Schöpfung« und »Gesundheit in deiner Hand. Der besondere Mondkalender«.

»Mit der Kraft deiner Hände« basiert auf dem englischsprachigen, ersten Buch der Autorin. Bereits als Kind zeigte Irene ein außergewöhnliches Interesse an den Gesetzen von Gesundheit und Krankheit, von Harmonie und Disharmonie. Nachdem sie ursprünglich Musik studiert hatte, wandte sie sich dem Studium alternativer Heilkünste wie Jin Shin Jyutsu® und dem hawaiianischen Kahuna-Healing zu, wobei ihr das Wissen um die musikalischen Gesetze von

Schwingung und Harmonie entscheidend bei ihrer Suche nach dem Schlüssel zu vollkommener Gesundheit half.
Schwerpunkt von Irenes Tätigkeit ist es, das jahrtausendealte Heilwissen vergangener Kulturen in leicht verständlicher Form dem modernen Menschen zu übermitteln.

Neben ihrer Tätigkeit als Autorin gibt Irene ihr Wissen auch in Live-TV-Shows, Kursen und individuellen Lebensberatungen weiter.

Die Internetseite der Autorin ist:
www.irenelauretti.com

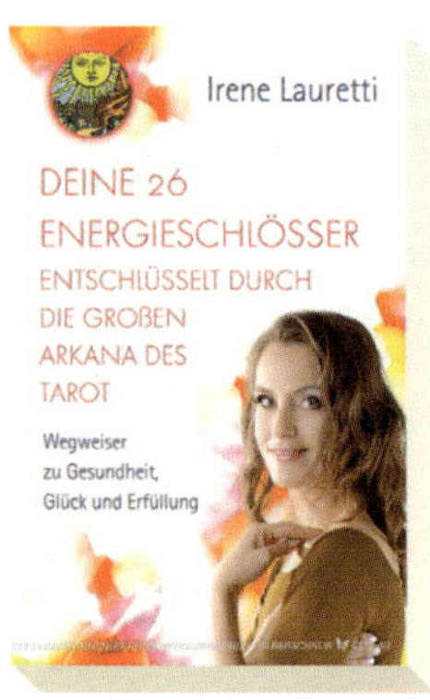

Irene Lauretti

Deine 26 Energieschlösser entschlüsselt durch die großen Arkana des Tarot

Wegweiser zu Gesundheit, Glück und Erfüllung

Am Körper des Menschen gibt es 26 Energieschlösser. Wenn eines oder mehrere davon verschlossen sind, kommt es zu Disharmonien und körperlichen Symptomen.
Irene Lauretti zeigt Dir, wie Du mit Hilfe der Tarot-Karten der Großen Arkana die Energieschlösser öffnen und für welche Beschwerden Du sie anwenden kannst. Du erfährst die Bedeutungen der Energieschlösser für die Gesundheit und lernst anhand praxisnaher Erläuterungen und farbiger Fotos, wie Du jedes Energieschloss strömen und gezielt bestimme körperliche und emotionale Symptome auflösen kannst. So gelangst du zu mehr Harmonie, inneres Gleichgewicht und Gesundheit.

256 Seiten, mit Abbildungen, durchgehend farbig, broschiert
ISBN 978-3-89845-513-8 · € [D] 24,95

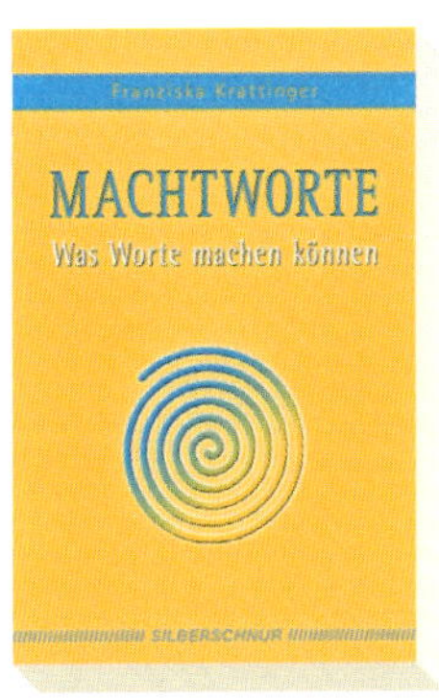

Franziska Krattinger

Machtworte

Was Worte machen können

Dass sich mit dem richtigen Wort zur rechten Zeit jede Situation verändern lässt, je nachdem, welche Energie mit diesem Wort in die entsprechende Situation strömt, haben schon viele Menschen selbst erfahren. Schaltworte, Kraftworte – die Autorin stellt in diesem Buch 72 solcher Worte mit magischer Wirkung vor und führt uns gleichzeitig eindrucksvoll die Macht des Wortes vor...
Denn eines dieser magischen Worte genügt schon, um einen unterbrochenen energetischen Fluss wieder zum Fließen zu bringen – und so alles wieder in die richtige Bahn zu lenken!

256 Seiten, broschiert
ISBN 978-3-89845-232-8 · € [D] 12,90

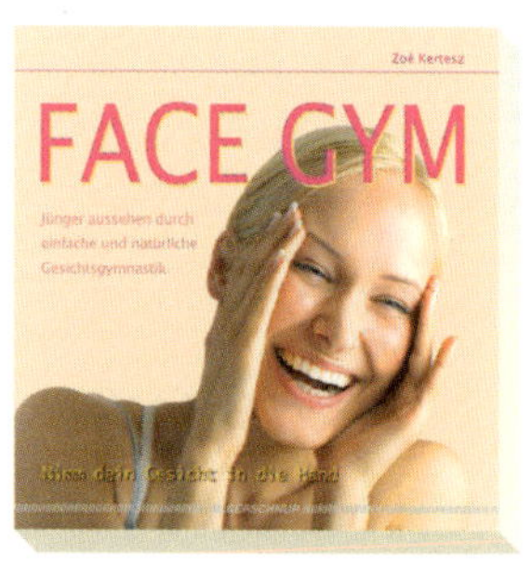

Zoé Kertesz

Face Gym

Jünger aussehen durch einfache und natürliche Gesichtsgymnastik

Doppelkinn, Krähenfüße, Hängebacken... verschwinden. Sie brauchen nur Ihr Gesicht richtig in die Hand zu nehmen! Haben Sie noch Zweifel? Verziehen Sie das Gesicht, und rümpfen Sie die Nase? Dann sind Sie schon mitten im Training. Dieses Buch zeigt Ihnen mit einfachen und wirkungsvollen Übungen, wie Sie ohne Schönheitschirurgie die Elastizität, die Besonderheiten und die Form Ihres Gesichts bewahren können. Behandeln Sie Ihr Gesicht nicht schlechter als den Rest Ihres Körpers. Soll es doch ruhig auch ein bisschen Face Gym machen, um seine natürliche Ausdruckskraft und jugendliche Frische zu bewahren!

136 Seiten, durchgehend farbig, Klappenbroschur
ISBN 978-3-89845-240-3 · € [D] 17,90

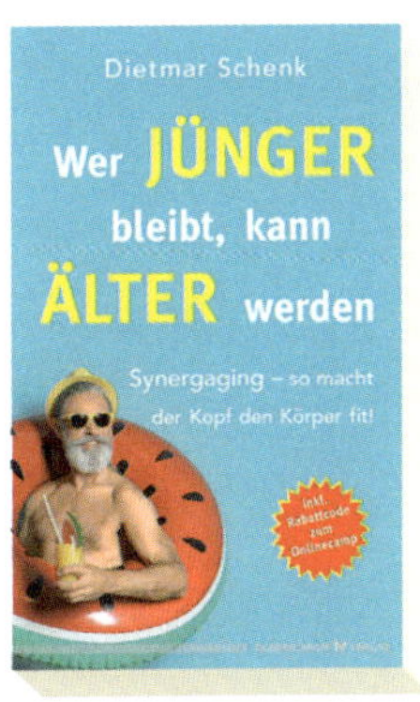

Dietmar Schenk

Wer jünger bleibt, kann älter werden

Synergaging – so macht der Kopf den Körper fit!

Rauben dir chronischer Stress und Überlastung Tag für Tag mehr Lebenskraft? Fühlst du dich erschöpft, ausgebrannt und vorzeitig gealtert?
Abhilfe schaffen sollen Kuren und Pillen, die jedoch meist versagen, da sie aufgebrauchte Lebenskraft nicht wieder auffüllen können. Doch genau darum geht es: wieder mehr Dynamik zu spüren und die innere Balance wiederaufzubauen. Echtes Better-Aging zu betreiben.
Das Synergaging-Programm führt dich zu einem wahren Jungbrunnen, zum Quell der Lebenskraft und damit zu kerniger Gesundheit bis ins hohe Alter, damit du zu jeder Zeit gesund, vital und selbstbestimmt leben kannst.
Es lohnt sich.

240 Seiten, mit Abbildungen, durchgehend farbig, broschiert
ISBN 978-3-89845-649-4 · € [D] 20,00

Weiterführende Informationen zu
Büchern, Autoren und den Aktivitäten
des Silberschnur Verlages erhalten Sie unter:
www.silberschnur.de

Natürlich können Sie uns auch gerne den
Antwort-Coupon aus dem beiliegenden
Lesezeichenflyer zusenden.

Ihr Interesse wird belohnt!